横田义齿系统

（日）横田亨　著

周剑萍
孙俊良　译
赵　军

北方联合出版传媒（集团）股份有限公司
辽宁科学技术出版社
沈　阳

图文编辑

杨　帆　刘　娜　张　浩　刘玉卿　肖　艳　刘　菲　康　鹤　王静雅　纪凤薇　杨　洋

图书在版编目（CIP）数据

横田义齿系统 ／（日）横田亨著；周剑萍，孙俊良，赵军译.—沈阳：辽宁科学技术出版社，2022.5
　　ISBN 978–7–5591–2450–0

　　Ⅰ.①横…　Ⅱ.①横…　②周…　③孙…　④赵…　Ⅲ.①义齿学　Ⅳ.①R783.6

　　中国版本图书馆CIP数据核字（2022）第041551号

出版发行：辽宁科学技术出版社
　　　　　　（地址：沈阳市和平区十一纬路25号　邮编：110003）
印　刷　者：凸版艺彩（东莞）印刷有限公司
经　销　者：各地新华书店
幅面尺寸：210mm×285mm
印　　张：12.25
插　　页：4
字　　数：245千字
出版时间：2022年5月第1版
印刷时间：2022年5月第1次印刷
策划编辑：陈　刚
责任编辑：张丹婷　殷　欣
封面设计：袁　舒
版式设计：袁　舒
责任校对：李　霞

书　　号：ISBN 978–7–5591–2450–0
定　　价：198.00元

投稿热线：024-23280336
邮购热线：024-23280336
E-mail:cyclonechen@126.com
http://www.lnkj.com.cn

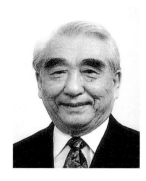

著者简介

横田亨（大分県日田市開業）

1913年2月8日	大連市生まれ
1935年	日本大学専門部歯科卒業
1935—1941年	大連満洲鉄道病院歯科勤務
1941—1947年	大阪帝国大学医学部選科修了、同歯科学教室入局
1943—1945年	海軍歯科軍医任官
1947—1950年	京都大学医学部解剖学教室第2講座にて研究
1950年	京都大学より医学博士号授受
1952年	大分県日田市開業
1960—1984年	大分県歯科医師会学術委員長（24年間）
1977年	台湾省歯科医学会顧問
1993年2月15日至	日本補綴歯科学会指導・認定医登録
1997年10月4日	第3回日本国際歯科大会（横浜）において、「ヨコタ・デンチャーの世界」と題し講演

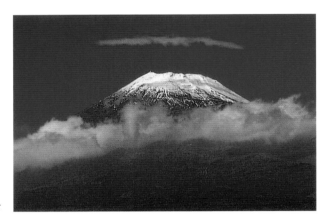

富士山顶的一字云 由佐藤真德医生提供

序　言

　　俗话说"人间万事塞翁马"。此句与"横田义齿系统"可以说有异曲同工之处吧。

　　横田义齿系统给了无牙颌患者希望与喜悦、活力与幸福，是激动人心的、不可思议的修复体制作体系。尤其是对于无牙颌疑难病例，更是精妙绝伦的康复手段。

　　我想通过插图与病例向读者转达我的治疗思路，编辑成本书。患者里的患者才是横田义齿的导师。若各位读者能通过本书对横田义齿系统得窥门径，我将喜出望外。

　　本书的编写离不开多方的帮助。正如后记中所述，若没有各方的帮助，在我的人生之中就不可能完成本书的编写和出版。在此表示衷心的感谢。

此致

横田 亨

1998年1月

前　言

Pound技术与横田义齿系统

在1970年参加了Dr.Earl Pound（1901—1986）的东京学习班之后，我才了解到他的无牙颌修复方法。虽然，那时我对Dr.Pound的理论饶有兴趣，但却从未应用在我的临床上。其后，我多次参加了Dr.Pound的学习班，了解了Dr.Pound的全口义齿新思路。俗话说"百闻不如一见"，学习他的"创新思维模式的无牙颌修复方法"后，我领悟到全口义齿的新境界，让我更加体会到这句话的真正含义。

而后，我到美国南加利福尼亚大学学习，师从Dr.Pound，真正开始学习全口义齿修复的理论与技术，并应用在我的无牙颌修复临床治疗上，再次感受了Dr.Pound全口技术的超群绝伦。

1964年，Dr.Pound发表了别具一格的无牙颌修复方法。该方法的思路是针对上下颌无牙颌患者，在治疗义齿上，使用组织调整剂之一的

Hydro-Cast制取行使口腔功能时黏膜的动态印模，并采用把聚合形变量控制在最低限度的加热固化方式（Hydro-Cast Machine）完成终义齿。尤其要斟酌人工牙的排列位置，从语音学和美学的角度确定前牙排列位置；后牙采用舌侧集中殆，为改善义齿稳定性及咀嚼效率，按照Pound线排列下颌后牙。这实际上就是令人叹为观止的革命性无牙颌修复方法。

从与Dr.Pound相遇，迄今已过了25年，随着口腔材料和器械日新月异的发展，我不断尝试新材料、新设备和咬合理论，终于成功改良了当时独一无二的Pound技术。

横田义齿系统对Pound技术做了如下改进：增加了上下颌一次模型的整形；把组织调整剂由Hydro-Cast变更为"松风公司的组织调整剂"；采用舌侧集中殆，扩大了下颌后牙殆型的选择余

Dr.Pound的无牙颌修复方法

我的导师Dr.Pound（图1）的无牙颌修复方法的特征如下：

1. 制作重视发音和美观的义齿。
2. 用诊断义齿做黏膜调理，不仅能确定基托边缘的长度和厚度，还能改善义齿的咬合关系。
3. 后牙区人工牙采用舌侧集中𬌗，不仅能改善发音和咀嚼功能，还有利于下颌义齿的稳定。
4. 虽然临床操作时间有所延长，但从初诊到终义齿的所有制作流程中，会尽量不让患者感到痛苦。因为这种全口义齿符合口腔生理结构、口腔功能、美观要求，所以在患者的精

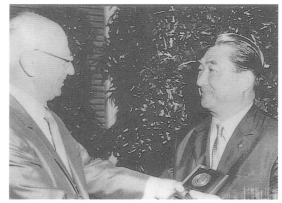

图1　导师Dr.Pound向我颁发结业证书。

神层面也取得了良好的效果，达到了全身康复的目的。

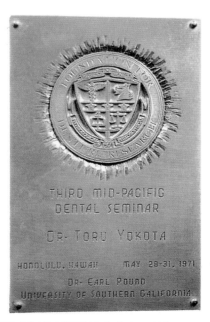

图2　这张结业证书不断激励我致力于研究Dr.Pound的人生哲学和治疗理论。

地；把人工牙颊舌侧的排列标准由Pound线改为横田止线；为提高义齿的聚合精度，融入了世界上最好的SR-IVOCAP聚合系统。

可以说，由当前无牙颌修复的各种软件与硬件的珠联璧合构成了横田义齿系统的精髓。横田义齿系统由正确的𬌗平面、正中矢状面、垂直距离、颌位这四大要素组成。

我引以为豪的是，汲取了Dr.Pound发明的Personalized Denture Procedures的制作流程，把他的思想和方法融入了新的横田义齿系统。

多年来，我与Dr.Pound有着常年的学术和人文交往。Dr.Pound赞赏我尽心竭力的工作态度，甚至称赞我是"得意门生"。直到现在，我对他仍然充满敬意（图2）。

1986年，Dr.Pound的过世使我痛惜不已（图3）。

我切实感到饱受无牙颌困扰的患者数量正在与日俱增。

无牙颌的疑难病例中，几乎所有义齿不合适的原因，都是因为患者同时患有导致身体功能障碍的"身体疾病"和引发精神障碍的"心理疾病"，事实上此类患者大多为老年人。我认为口腔医生的使命是，为了让老年人享受更舒适的饮食生活，制作符合口腔功能及美观需求的全口义齿，治愈患者身心两方面的疾病。

我认为正如本书所述，在无牙颌修复过程中，横田义齿系统不会引起疼痛，患者每次就诊都能切实地感觉到身体和精神上的康复。另外，因本系统重视患者本身的生理结构、功能和精神因素，使无牙颌治愈率达到近100%；戴入终义齿后，几乎无须再次处理和咬合调磨。本义齿患者可使用10年乃至20年以上，能终身发挥义齿的功能。可以说符合今后老龄社会的无牙颌修复方法。

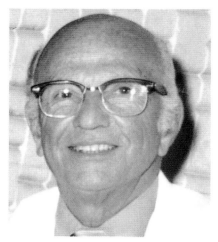

图3　Dr.Earl Pound。

我的恩师，解剖学者堀井五十雄老师曾说过："全口义齿赋予人类生命力与灵感，刻入了魂魄。具备口腔功能的全口义齿是人类活力的源泉。这是口腔医生才享有的特权，也是神圣的工作。进食就是咀嚼，通过咀嚼唤醒了大脑的活力，防止大脑老化。用全口义齿品味食物，才能使人感受到喜悦。"

饱受无牙颌困扰的患者迫切地期盼优质的医疗服务。我确信"人文爱心"是一切医疗服务的源泉。

横田义齿系统

流程图

流程图1

临床方面

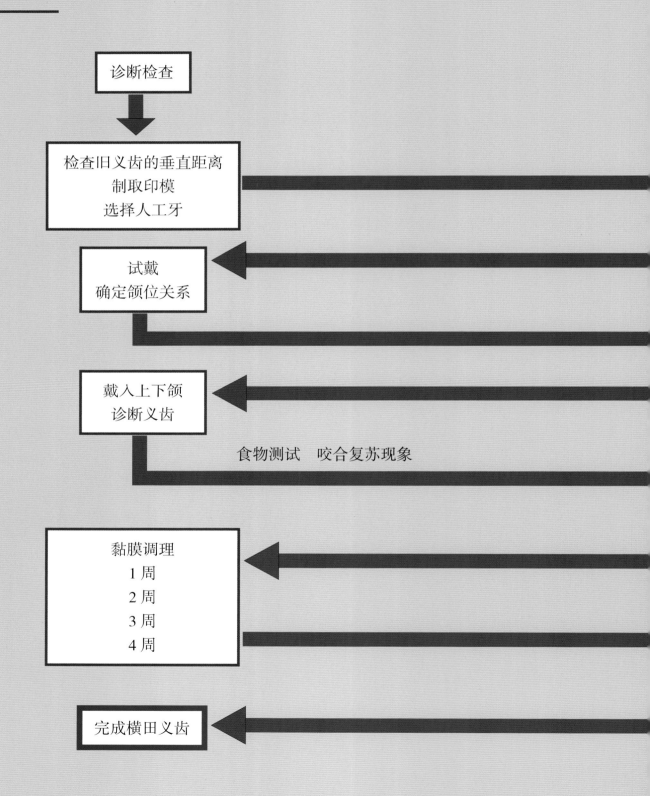

制作模型
模型整形
制作上颌𬌗托
排列上颌人工牙
制作下颌𬌗托

排列下颌人工牙
制作诊断义齿
用简易𬌗架衬垫
组织调整剂

重新排列下颌人工牙
用自凝牙托粉固定

制取人工牙列𬌗面定位器
重上𬌗架
基托磨光面蜡型、包埋
SR-IVOCAP聚合
打磨
抛光

流程图2

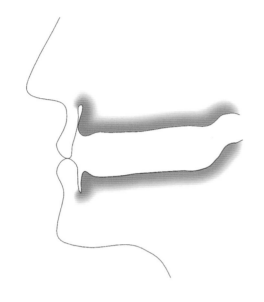

上下颌无牙颌牙槽嵴

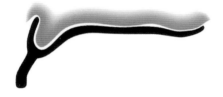

试戴成品托盘

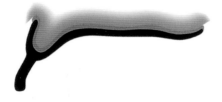

用中等硬度的红膏制取印模

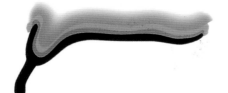

用藻酸盐类印模材料制取二次印模

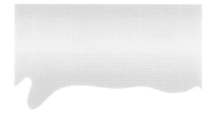

制作一次模型

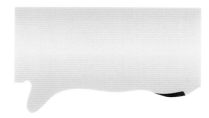

模型后缘整形

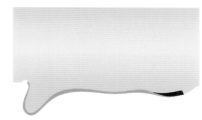

用Diaphragm Wax填凹

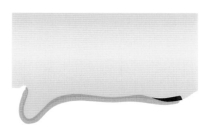

制作恒基托

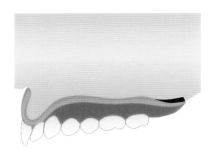

排列人工牙制作诊断义齿

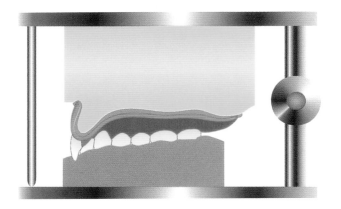

用简易殆架
在诊断义齿上
衬垫组织调整剂

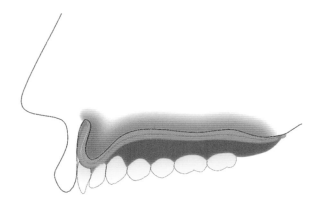

用诊断义齿
做组织调理

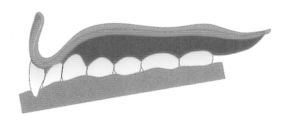

完成诊断义齿
制取人工牙列殆面定位器

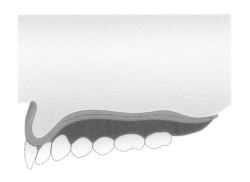

制作工作模型

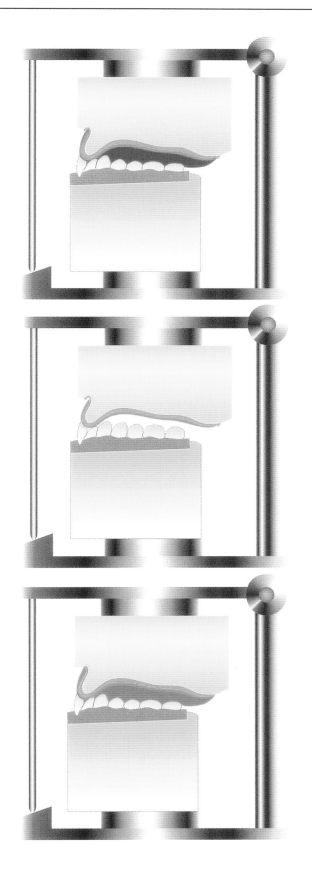

用人工牙列殆面定位器
上殆架

撤除人工牙
把人工牙精确放置
在殆面定位器上

用排牙蜡制作
基托磨光面蜡型

流程图2

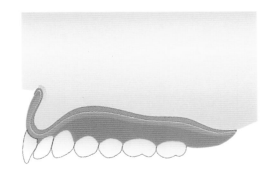

撤除殆架

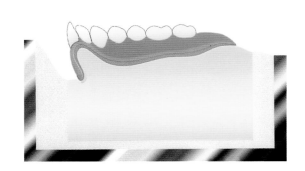

用SR-IVOCAP系统的专用型盒包埋

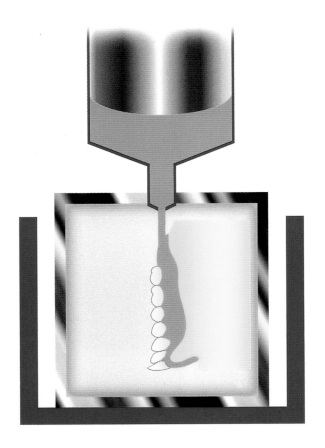

用SR-IVOCAP系统聚合

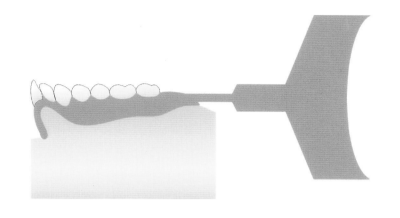

树脂聚合后开盒

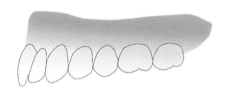

终义齿的打磨抛光

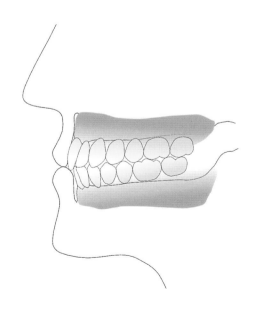

终义齿的初戴

目　录

第1章

无牙颌修复的诊断检查

无牙颌患者来就诊时主述：丧失咀嚼、吞咽与发音等口腔功能，并对外表美观等方面产生困扰。尽管主诉内容形形色色，但每个患者都有迫切的需求和深切的忧虑。遗憾的是，困扰大多数患者的是口内正在使用的全口义齿。因此，从开始无牙颌修复时，口腔医生应耐心倾听患者的诉求和困扰，以诚恳的态度对待，运用所有技术和知识，多方面调查困扰患者的因素，尤为重要的是，以做出更为舒适的全口义齿为目标。

1 与患者的邂逅

患者的性格各不相同，既有理解能力强的患者，也有自以为是的患者，还有神经质的患者、滔滔不绝的患者，以及无动于衷的患者。口腔医生需仔细观察患者首次进入诊室的态度以及行为姿势，特别是老年人，除了常规检查外，如何使患者积极配合治疗也是重要项目之一。

无牙颌患者大多数在其他医院做过全口义齿，但因为旧义齿不适合，才来到笔者的诊所咨询。

其中，既有老患者介绍来的，也有其他口腔医生介绍来的，但对任何患者，都要抱有"我会竭尽全力帮您治疗与康复"的心态，优先满足患者的诉求。早在数十年前，笔者已经执行如今广为人知的患者知情同意制度。

有时用横田义齿系统需要做连续数日的治疗，有的患者来自较远的地方，因此笔者也会要求患者住在诊所附近，此类建议必须向患者解释清楚。

2　全身健康状况与口腔功能的关系、留意既往史

　　由于无牙颌患者大多是老年人，因此需要掌握患者的全身健康状况及心理状态。这些患者奔波于多所口腔医院，长期处于"医院消费"状态，精神疲劳远超身体疲劳。怎样减轻患者的精神压力，缓解精神疲劳，这是口腔医生的重要任务之一（图1-1）。

　　了解患者的性格对无牙颌修复有重要影响。有时根据老年人特有的个性（顽固型、唠叨型、歇斯底里型等），调动患者配合治疗的积极性及理解程度，可能会影响修复结果。

　　据不完全统计，70%~80%老年人还患有其他疾病，对于全身性疾病患者，口腔医生需与患者的主治医生密切联系，预先了解现有症状、正在服用的药物等注意事项，这对口腔医疗也非常重要。例如：糖尿病、口腔干燥症、舌痛症、义齿不适症、义齿恐惧症、慢性风湿性关节炎、消耗性疾病等。口腔医生应充分了解患者的全身性疾病，原则上应听取专科医生的意见。

　　用诊断义齿承载组织调整剂做组织调理，不会出现因义齿不舒适产生的疼痛，并且咀嚼、吞咽、发音等生理功能也将趋于稳定。该法能预先推测终义齿的修复效果，不仅减少了口腔医生的工作压力，还能让患者在日常生活中用上身心两相宜、无不适感的诊断义齿。并且，在修复治疗过程中，能逐渐缓解初诊时患者的紧张情绪，使其切实体会到每次就诊时口腔环境状况都在好转，从而积极主动配合治疗。

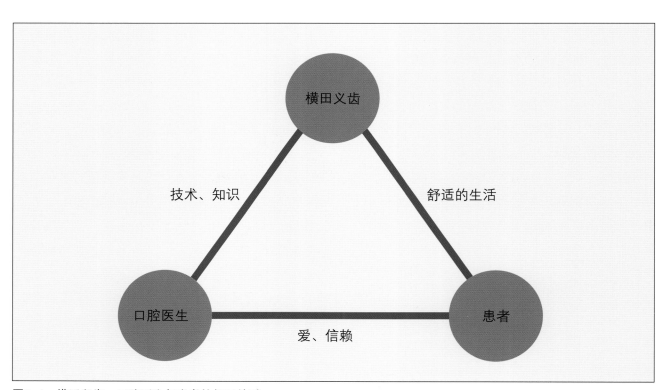

图1-1　横田义齿、口腔医生与患者的相互关系。

3　口腔内外的诊断检查

患者坐上治疗椅后，先做口腔外的诊断检查，即检查义齿对容貌的影响，并观察摘戴旧义齿时唇部、口唇周围和整个面部的平衡感等。从冠状面和矢状面观察面型，这是确定人工牙形状（方形、尖形、卵圆形、倒三角形）的重要依据。参考面部肤色及光泽，能确定人工牙的色调，还能推测患者的健康程度。

颞下颌关节异常（弹响、开口障碍、疼痛）有可能无法流畅地进行正常的开闭口运动。观察上下唇结合线的形态、长度、厚度、色调、紧张程度和笑时的唇部状态，将其重现在人工牙列上，这些因素会直接影响唇部的表情。通过视诊、触诊确定咀嚼肌及义齿周围肌群的紧张及松弛程度等。因为女性对审美的要求很高，需慎重观察。即使对于老年人，也要询问是否使用口红及其颜色，这对女性患者来说是个佳音。

曲面断层片的信息很有用。能了解有无埋伏牙和颌骨的吸收程度、牙槽嵴黏膜的厚度、颌骨密度等支持组织的情况。对于颞下颌关节异常的患者，需拍摄修复前、修复后的两侧及开闭口状态的颞下颌关节片为宜，遗憾的是有的口腔诊所不具备该条件。

口腔内的诊断检查，先视诊和触诊上下颌牙槽嵴的吸收情况。虽然传统的无牙颌修复方法中，牙槽嵴的吸收程度会影响治疗效果，但横田义齿系统，理论上无论对任何牙槽嵴，修复难易度并无显著差异。这些视诊和触诊的注意点有牙槽嵴的吸收程度、牙槽突的形态、承托区的大小、结节及隆突的位置及其形态，此外，上颌部分还包括硬腭的高度等。还需了解牙槽嵴上的黏膜可压缩性（Resilience）及紧张程度、有无压痛区、有无其他的黏膜异常等。根据上下唇系带、舌系带、颊系带的大小和附着情况能大致推测基托边缘线。舌的大小和是否有异常运动，决定了下颌舌侧基托形态。

唾液量及分泌情况等也会影响全口义齿的疗效，采用横田义齿系统做全口义齿，可以认为只要不是严重的口腔干燥症患者，就几乎不会影响唾液分泌。戴入诊断义齿后（有时增加了唾液分泌量），即可认为是舒适的新义齿带来的良好变化。

还要检查是否有影响无牙颌修复的硬软组织异常等。硬组织异常包括特大的腭隆突、下颌隆突、颊侧倒凹显著的上颌结节、骨锐缘等。对软组织需检查在上颌前牙区有无好发的松软牙槽嵴，因使用不良义齿在牙龈上产生的纤维性组织增生等（图1-2a）。需要判断是否选择外科切除显著的骨锐缘及义齿性纤维瘤等。

但对于老年人不要随意做外科处理，而用修复方式解决为宜。对于松软牙槽嵴，原则上不选择切除和外科处置方式。采用承载组织调整剂的诊断义齿，通过切实的组织调理，使松软牙槽嵴的褶皱对应平展。让患者切实感受到黏膜软乎乎的感觉消失，黏膜逐渐变硬。当然，在终义齿上不必做缓冲等处理。

制作新义齿前，预先检查是否有因旧义齿造成的黏膜刺激或（压疮性）溃疡、义齿下沉，因人工牙的磨耗造成垂直距离过低等情况。

横田义齿系统把上唇系带、切牙乳突、腭小凹、下唇系带、舌系带作为确定横田中线的重要依据。横田义齿系统确定横田中线的标准是：在上颌，上唇系带—切牙乳突—腭小凹中点的连线；在下颌，下唇系带与舌系带的连线（图1-2b）。需要注意的是，不同的患者，有时下唇系带两侧会出现1~2mm范围内的偏移。

关于横田中线将在后文叙述。

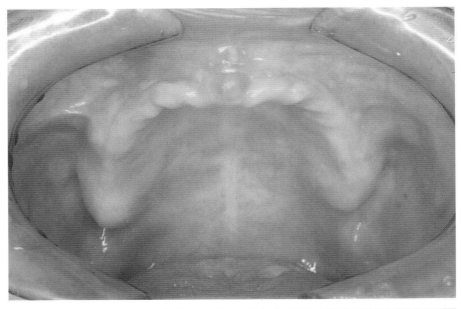

图1-2a　65岁的女性病例。上颌牙槽嵴中度吸收，前牙区有松软牙槽嵴。后牙区牙槽嵴、舌系带及颊系带未见异常。

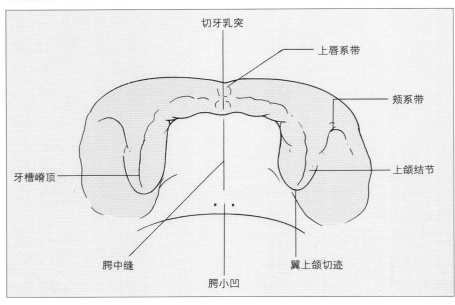

图1-2b　各解剖标志的名称。

4　旧义齿怎么办

　　尽管很多文献也曾介绍为了做组织调理而修改旧义齿组织面或𬌗面的方法，但笔者不采用这种方法。因为改造半途而废的旧义齿可能包含了旧义齿的缺陷；若旧义齿的人工牙列的材质是树脂牙，也不适用于本系统。横田义齿系统要制作全新的诊断义齿。制作全新的诊断义齿的目的是事半功倍，把更舒适、更可靠、更稳定的因素纳入终义齿，进而造福于患者。

　　但仔细观察旧义齿非常重要，如同阅读患者的旧义齿与口腔功能的"既往史"，因为旧义齿为制作新义齿提供了很多有益的信息。虽然旧义齿不合适的原因有很多，通常能发现基托边缘位置的错误和因长期使用旧义齿造成的磨耗、损坏等（图1-3a、b）。

　　此外，通常由于旧义齿人工牙的𬌗面磨耗、咬合磨损导致垂直距离过低、下颌前伸或因下颌前牙向上顶，可能会引起上颌前牙区牙槽嵴产生松软牙槽嵴。由于义齿不稳定及颌位变化造成黏膜疼痛、正中矢状面向左右偏移，从而引发下颌异常运动。要解决这些问题，必须预先充分了解义齿的清洁状况、前牙的外观和患者的需求、旧义齿的不妥之处、检查旧义齿戴入口内的情况、人工牙与唇部的平衡感、使用旧义齿时口腔周围组织的活动等。通过观察旧义齿，意识到患者对新义齿的期盼等。

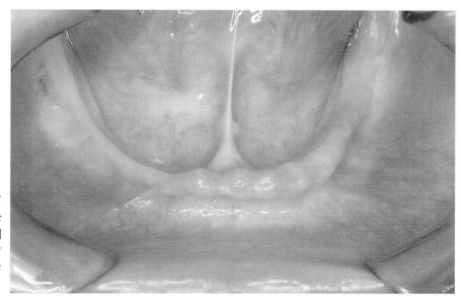

图1-3a　能清晰地看到下颌右侧后牙区牙槽嵴显著吸收。前牙区有松软牙槽嵴，其唇侧有中等程度的倒凹，舌系带的附着位置较高且发育形态良好，这些因素似乎不利于下颌义齿的稳定。

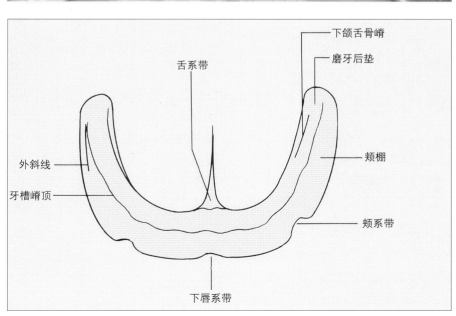

图1-3b　各解剖标志的名称。

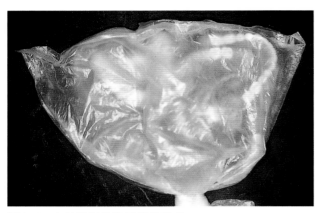

图1-4　大量的旧义齿困扰着患者。

有些患者把很多全口义齿装满了一个塑料袋并带到医院来（图1-4）；还有一些患者把不同医院做的上颌和下颌义齿胡乱匹配，使笔者深切感受到无牙颌患者的辛酸和期盼。因此，口腔医生需抱有真诚、全力以赴的态度对待并关怀患者。

此外，决不能当着患者的面评价旧义齿的好坏，因为此举会否定此前的修复医生。

5　模型的诊断检查

横田义齿系统的一次模型用于制作诊断义齿。因此，模型整形前需诊断检查各个事项。即预先掌握牙槽嵴吸收程度及下颌舌骨嵴和下颌舌骨肌后窝的形态，这对横田义齿系统来说游刃有余。

用横田义齿系统制作的全口义齿需确保在符合功能、生理运动的范围内基托边缘的尺寸最大化，因此需预先掌握基托边缘的设计，以及用Diaphragm Wax确定填凹的位置和填凹量等。

6　治疗计划与咨询

首先，需要让患者理解横田义齿系统独特的治疗内容。需预先向患者详细解释横田义齿系统的下列特征：与其他全口义齿相比，虽然横田义齿系统的临床操作时间略长，有时需次日复诊，但每次复诊能使义齿更舒适，戴入终义齿几乎无须调整，即使要调整也仅限于最低限度等。患者的理解也是保证无牙颌修复成功的重要因素。

第2章

制取印模、制作模型、模型整形

无牙颌修复临床操作的真正起点是制取印模，在进行前述诊断检查时，必须确定制取印模时所需的解剖标志和基托边缘线，还要在脑海中构建出终义齿的形态。

横田义齿系统的印模制取与传统印模技术没有很大差异，仍需准确制取必要的解剖标志和印模范围。

先使用红膏制取印模。在患者的口内试戴托盘，预先选择不小于印模组织面的托盘。红膏是加热软化的热塑性印模材料，虽然按软化温度、软化时的流动性、固化后的硬度有多种分类，但笔者只用中等硬度的红膏制取上下颌红膏印模。中等硬度红膏的特征是红膏软化后，易于用手指修改和添加印模边缘的长度、厚度，红膏固化后

也易于用刀等工具切削修改。

虽说口腔医生擅长使用哪种印模材料取决于经验的积累，但红膏印模材料能加减，操作性出类拔萃。不过，红膏印模材料的缺点是流动性差、印模表面粗糙。为弥补这些缺点，横田义齿系统用红膏印模承载藻酸盐类印模材料，制取二次印模。该思路是把红膏印模当作个别托盘，再用藻酸盐类印模材料制取细节形态的二次印模法（薄涂层）。

制取藻酸盐印模后，尽快灌注硬石膏。该模型就是制作诊断义齿的工作模型。

仔细观察工作模型，对上颌模型的义齿后缘、下颌模型的下颌舌骨嵴，需进行模型修整和整形。

1 理解印模范围

为使全口义齿良好地发挥口腔功能，应由牙槽嵴及硬腭等黏膜较硬、较厚的不可动黏膜作为支持组织承受大部分咬合压力。为提高义齿的固位力，有效发挥边缘封闭作用，决不能忽略唇、颊、舌侧的黏膜反折及在硬、软腭交界等的可动黏膜。需依靠缜密的视诊、触诊确定印模范围（图2-1、图2-2）。

无牙颌印模范围的最大难题是牙槽嵴重度吸收的印模范围。失去了有益于全口义齿稳定的牙槽嵴，全口义齿周围可动黏膜的范围变得模糊。虽然传统印模技术是用一次印模和终印模重现黏膜形态，但按印模材料与制取方法的分类，可分为无压印模（最小限度压力印模）、选择性压力印模、压力印模等。然而，横田义齿系统完全不需要考虑这些因素。因为用组织调整剂完全可以制取符合生理功能的终印模。在无牙颌修复的治疗过程中，患者的生理、解剖、心理反应逐渐出现变化，可以认为黏膜也有变化。可以说，时时刻刻都切实追随这些变化的只有横田义齿系统。

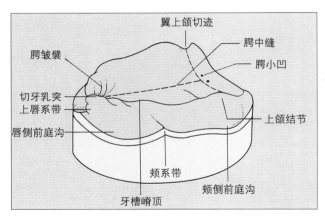

图2-1 上颌的印模范围。先用红膏制取充分的印模范围，再用藻酸盐类印模材料制取薄涂层的印模。

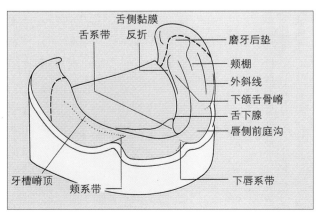

图2-2 下颌的印模范围。与上颌相比制取印模的难度更大，因此需预先充分理解红膏印模材料的性能。此外，修整红膏印模时，脑海中还要有下颌的解剖特征。

2　托盘的选择

笔者使用COE公司的成品托盘承载红膏类印模材料制取红膏印模（图2-3）。只要适用于制取红膏印模，其他公司的托盘也可。成品托盘的规格通常分为1~5号。在口内试戴托盘，托盘尺寸应足以覆盖印模范围，以此确定成品托盘的规格（图2-4）。若颌弓形态与成品托盘形态的差异很大，则预先调整成品托盘的边缘和外形（图2-5）。因为横田义齿系统采用红膏类印模材料与藻酸盐类印模材料的二次印模，因此无须特别在乎颌弓与成品托盘的匹配性。

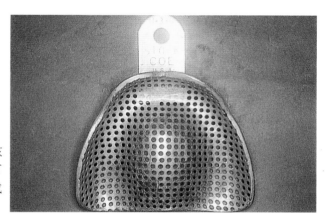

图2-3　使用COE公司的无牙颌成品托盘取上颌一次印模。该托盘比较适合日本人的颌弓形态，长期使用后效果良好。也可参考旧义齿的大小选择托盘。若无旧义齿，则选用稍大号的成品托盘试戴。

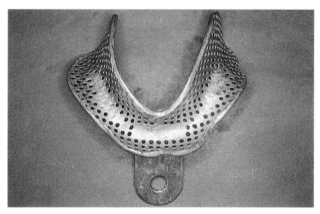

图2-4　下颌成品托盘。用技工钳等调整成品托盘的外形，也能使成品托盘与印模范围相宜。特别在下颌舌侧后缘等处，预先改善成品托盘的贴合性为宜。

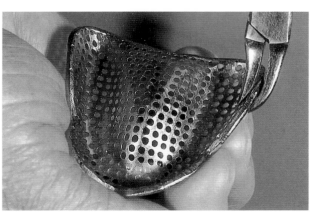

图2-5　用技工钳调整成品托盘的外形。

3 上颌一次印模的实践

上颌一次印模必须清晰制取上唇系带、颊系带、切牙乳突、腭隆突、牙槽嵴顶、上颌结节、翼上颌切迹、腭小凹等解剖标志（图2-6）。

用恒温水箱以合适的温度均匀软化红膏，并适量构筑在成品托盘上。用手指压贴红膏，直到红膏渗入成品托盘上的固位孔形成倒凹，并预先用手指捏塑牙槽嵴的粗略形态。

由于红膏的流动性差，因此需要掌控正确温度，并熟练操作。若局部印模材料不够，造成印模表面缺陷，可用酒精喷灯仅软化该处，切除过多的红膏印模材料或在不足处添加红膏印模材料。能加能减是红膏印模材料最大的优点（图2-7）。已制取的红膏印模将作为承载藻酸盐类印模材料，制取二次印模的个别托盘。

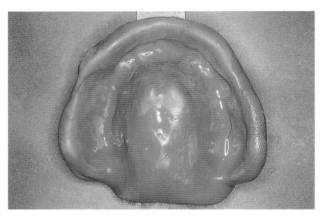

图2-6　上颌一次印模采用中等硬度的红膏，清晰重现重要的解剖标志和区域，以及所需的印模范围。依靠长期积累的临床经验才能控制红膏的用量和红膏的软化程度。需注意硬腭和软腭交界处的腭小凹、翼上颌切迹，特别是前牙区及上颌结节颊侧的倒凹、各个系带等。

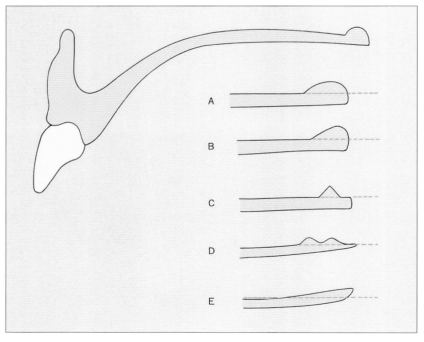

图2-7　各种后堤封闭区的形态。A：常规方法。B：Swenson法。C：Gysi法。D：Köhler法。E：横田法。横田法无须切除上颌义齿后缘，由患者用诊断义齿自行确定该处的生理功能形态。

4　下颌一次印模的实践

下颌一次印模必须清晰制取下唇系带、舌系带、颊系带、牙槽嵴顶、下颌隆突、外斜线、下颌舌骨嵴、磨牙后垫等解剖标志（图2-8）。

制取下颌印模，舌侧最容易发生问题。如何使义齿边缘的形态与强有力的舌肌及舌运动量所需的大空间相宜，是古今中外几乎所有口腔临床专家困惑难解的问题。牙槽骨还在吸收，牙槽嵴变低，可动黏膜与不可动黏膜的交界线变得模糊，则难以确定印模范围。此时，需把注意力集中在指尖，通过触觉检查诊断黏膜下方的骨面和肌肉。

传统印模技术要连续多次在口内制取舌侧印模，横田义齿系统则化繁为简。按照略大于义齿稳定所需的印模范围制取牙槽嵴和舌侧后缘的印模，通过对石膏模型舌侧后缘的整形操作，用组织调整剂制取符合生理功能的后牙区舌侧边缘形态。印模需覆盖整个磨牙后垫（图2-9）。磨牙后垫的位置很重要，这也是排列后牙区人工牙的参照物。

掌握下唇系带与舌系带的附着状态非常重要。按照全口义齿与面部整体的平衡关系，需预先检查面部中线是否与下唇系带和舌系带一致。中线很重要，不仅是排列前牙的参照物，也是口腔美学的标志线（图2-10、图2-11）。

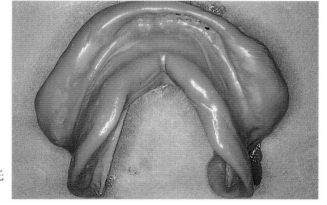

图2-8　下颌红膏印模的组织面。这是用红膏制作的个别托盘。再用该个别托盘承载藻酸盐类印模材料，制取精密印模。

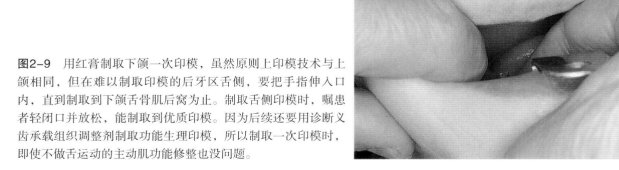

图2-9　用红膏制取下颌一次印模，虽然原则上印模技术与上颌相同，但在难以制取印模的后牙区舌侧，要把手指伸入口内，直到制取到下颌舌骨肌后窝为止。制取舌侧印模时，嘱患者轻闭口并放松，能制取到优质印模。因为后续还要用诊断义齿承载组织调整剂制取功能生理印模，所以制取一次印模时，即使不做舌运动的主动肌功能修整也没问题。

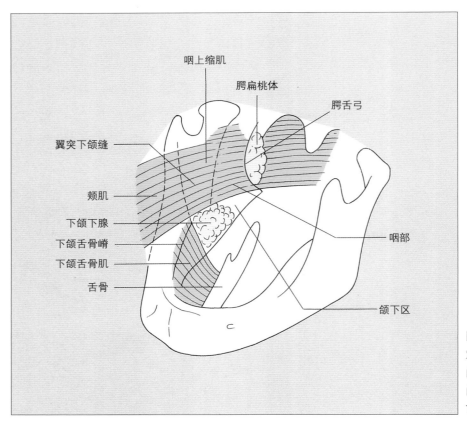

咽上缩肌
腭扁桃体
腭舌弓
翼突下颌缝
颊肌
下颌下腺
下颌舌骨嵴
下颌舌骨肌
舌骨
咽部
颌下区

图2-10 下颌舌骨嵴是下颌印模最难制取之处。在终义齿上重现该处的解剖形态，将大幅改善下颌义齿的稳定（引自Berrett, S. G., Aines, R. W., 1962.改编）。

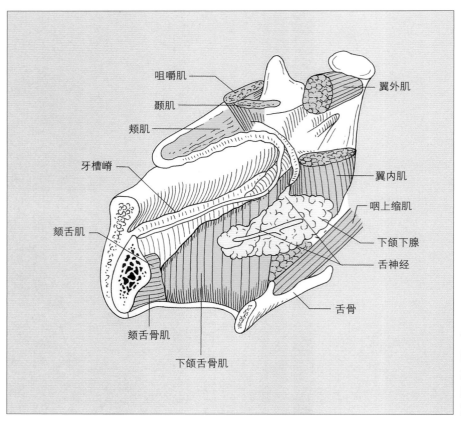

咀嚼肌
颞肌
颊肌
牙槽嵴
颏舌肌
颏舌骨肌
下颌舌骨肌
翼外肌
翼内肌
咽上缩肌
下颌下腺
舌神经
舌骨

图2-11 由于下颌舌骨嵴的重要性，有必要预先从解剖的角度掌握附着在下颌骨与舌骨等各种肌肉的走行和功能（引自上雍彦：图说口腔解剖学5内藏学，アナトーム社、东京、1969.改编）。

5　用红膏印模为载体制取二次印模

用于制取无牙颌的印模材料有红膏类、藻酸盐类、橡胶类、硅橡胶类、石膏类、印模蜡等。印模材料具有流动性、润湿性、固化性的物理性质。各种印模材料在操作性、印模清晰度、印模精度等方面各有所长。

选择无牙颌印模材料时，若某种印模材料无法满足使用目的，可充分利用印模材料的优势弥补其缺陷，与其他印模材料结合使用才能得到好的结果（图2-12、图2-13）。

横田义齿系统把中等硬度的红膏类印模材料与藻酸盐类印模材料组合使用。

红膏的主要成分是天然树脂，属于热塑性材料，在略高于体温的40～45℃呈现最佳操作性及流动性。该材料固化速度快，但红膏印模的表面精度差，仅适用于一次印模。

用恒温水槽以合适的温度均匀软化红膏。在成品托盘上构筑已软化的红膏，用手指粗略调整或添加印模边缘的长度和厚度，在固化后也可用刀等工具切除多余的红膏，还能用酒精喷灯软化所需部分。

红膏是可逆性印模材料，通过加减，按照

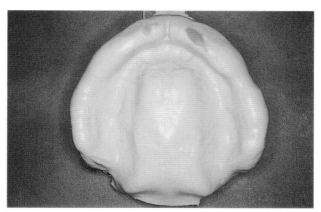

图2-12　采用红膏印模为载体，承载藻酸盐类印模材料的薄涂层制取二次印模。按指定的粉液比例调和藻酸盐类印模材料，薄薄地构筑在红膏印模的表面，放入口内，制取略大于基托边缘黏膜反折的印模。印模需重现骨面形态，达到制取印模的目标。

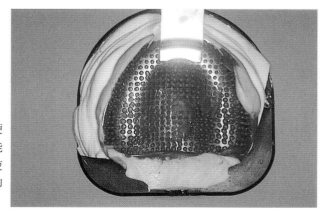

图2-13　在印模边缘围模后，注入石膏。为预先调节石膏硬度，把硬石膏与普通石膏对半混合。采用这种混合的石膏，能充分确保模型的厚度，易于后续的石膏模型整形。在本步骤使用分离复位模板，在模型底面能很简单地形成分离复位的脱卸形态。

口内检查诊断时的构想，制取红膏印模。具备上述特征的印模材料仅限于红膏和其他1~2种印模蜡。红膏印模材料的缺点是流动性、润湿性差，制取印模时施以的压力会压迫黏膜及周围组织，使之形变，且印模的表面精度差。

若口腔医生不习惯红膏操作，红膏会粘在手指和恒温水槽上，影响临床环境；红膏印模材料刚置于口内已开始固化；也有因红膏印模材料过热造成患者产生应激反应等。因此，需熟练掌握红膏印模材料的操作方法。

为弥补红膏的缺点，用其作为个别托盘，在红膏印模上构筑藻酸盐类印模材料制取二次印模。该思路采用兼具流动性和弹性的藻酸盐类印模材料制取整个黏膜与边缘的系带细节及显著倒凹（薄涂层）等的印模（图2-14）。有人通过改变藻酸盐类印模材料的粉液比例，略多加些水，并使用藻酸盐类印模材料的粘接剂，但笔者并不采用这种方法。这是因为医生采用已掌握的印模材料及印模技术，能提高印模的操作性及精确性。

用红膏类及藻酸盐类印模材料构成的二次印模，有大幅伸展印模范围的倾向。笔者特别建议沿下颌后牙区舌侧的下颌舌骨嵴向后方注入印模材料，以此制取大而深的印模（图2-15）。仔细观察模型表面，经口内视诊、触诊，边想象边确定诊断义齿的边缘线。

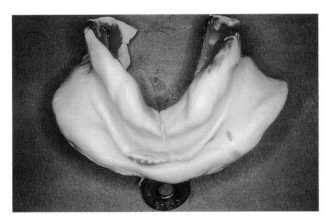

图2-14　同样在下颌红膏印模上构筑藻酸盐类印模材料的薄涂层，制取二次印模。此时，注意使印模材料完全到达下颌后牙区的下颌舌骨嵴。

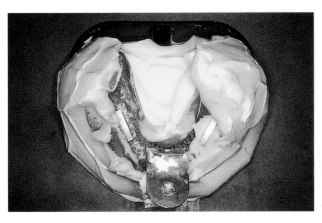

图2-15　虽然下颌模型的制作方法与上颌相同，但与上颌相比，下颌模型更需要充分的模型厚度。确保模型强度的目的不仅是为了提高模型强度，还能确保模型具备舌侧整形的空间。

6　模型整形

仔细观察工作模型，磨除上颌模型后缘及下颌模型的下颌舌骨嵴下方，并做整形。迄今为止，虽然必须靠经验并且用机械手段磨除、修整上颌义齿后缘（后堤封闭区、"啊"线），但横田义齿系统由诊断义齿组织面承载组织调整剂，在组织调理的过程中，自动制取符合生理功能的终印模（图2-16～图2-18）。下颌舌骨后窝和舌根处的整形非常有助于下颌义齿的固位与稳定。

为达到上述整形的目的，石膏模型上的整形范围及其切削深度非常重要。口内视诊及触诊有利于本步骤的完成（图2-19～图2-44）。

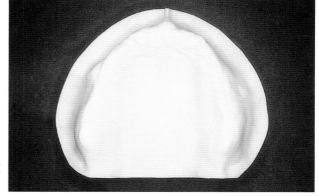

图2-16　上颌一次模型，该模型用于制作诊断义齿。检查该模型是否充分重现了重要的解剖标志。

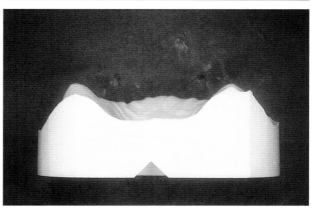

图2-17　从后方观察上颌模型。横田义齿系统采用诊断义齿做组织调理，在此之前，需预先从硬腭朝软腭方向打磨上颌后堤封闭区并做整形。

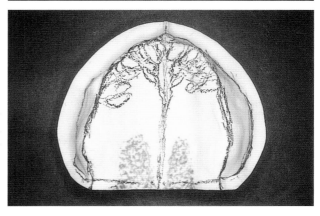

图2-18　上颌模型的红线区域表示整形范围。有时可以边触诊该处黏膜边确定硬腭、软腭及后缘封闭区的整形区域。传统的方法是靠手工制作后堤封闭区，以此达成上颌义齿的后堤封闭，但横田义齿系统则通过组织调整剂，在非常自然的状态下制取符合生理功能的后堤封闭区，因此能使黏膜下层和骨等处于正常状态。

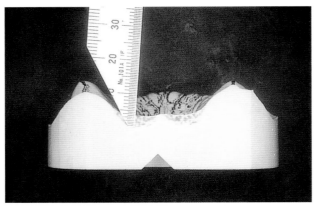

图2-19　上颌模型的整形深度最深处为4~5mm，由于腭中缝的黏膜菲薄，所以腭中缝附近无须整形。

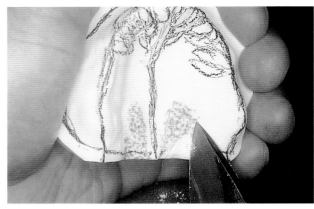

图2-20　为提高整形效率，采用特殊刃形的横田修刀（特制的模型整形专用刀）整形。

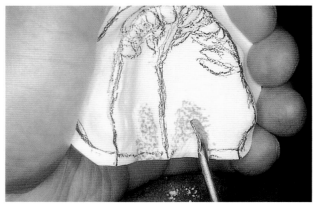

图2-21　然后用勺部整形。切削深度为1~2mm，衔接面上没有台阶。

横田修刀

　　该刀的原型是熊本县铁匠制作的用于修整牛蹄的小刀。为了用于修整石膏模型，略修改了刀的弧线，做成了横田修刀。刃部和柄部的做工很好，能高效地修整模型。

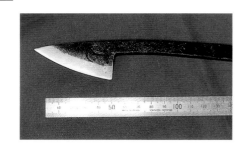

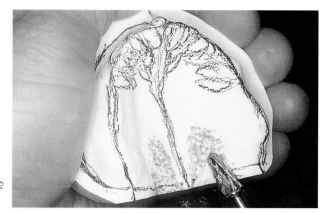

图2-22 也可用碳化钙车针整形。由于打磨机的切削量可能会超过预设深度范围，所以原则上用刀谨慎整形为宜。

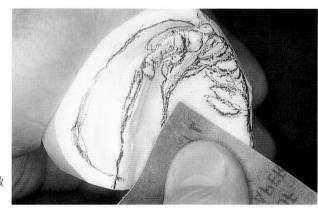

图2-23 整形后，用耐水砂纸把石膏表面打磨光洁。用砂纸做细节整形，并消除台阶。

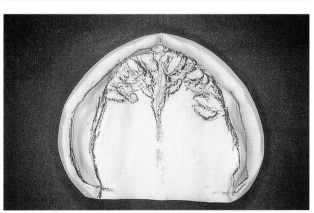

图2-24 整形后衔接平滑流畅的上颌模型。按图2-19的红线范围整形后的模型骀面观。

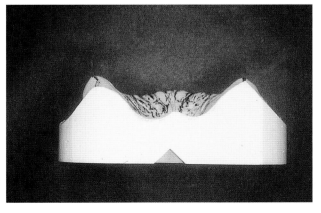

图2-25 从后方观察整形后的上颌模型。整形处看似切除了很多，但能看到整形后腭帆张肌的形态。

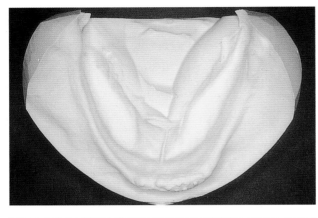

图2-26 已完成的下颌一次模型。与上颌同样,需检查印模范围是否充分。特别是舌侧下颌舌骨嵴处印模的"生动性"很重要。

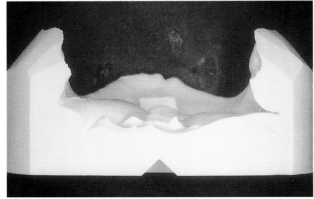

图2-27 从后方观察下颌模型。整形前,舌侧边缘及舌下区、舌根等处印模过展,下颌舌骨嵴不显著。

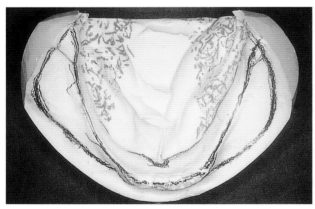

图2-28 下颌模型需整形的位置有舌侧后方的下颌舌骨嵴及其后方的下颌舌骨肌后窝和舌根等处。该处是下颌无牙颌印模最难制取之处,也是全口义齿的固位和稳定最重要的位置。

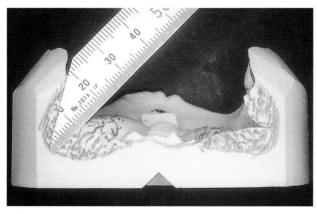

图2-29 从后方观察下颌模型。虽然这与模型的厚度有关,但不同的病例有时需修整约10mm。

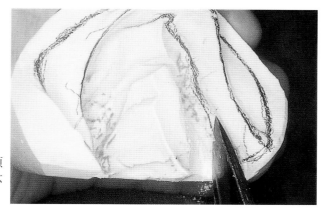

图2-30　红色区域是下颌模型的整形范围，相当于舌根和下颌舌骨肌后窝。用横田修刀切削修整下颌舌骨嵴的下方。绝对不能削除模型的牙槽嵴和下颌舌骨嵴。

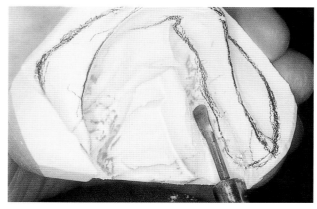

图2-31　用勺部整形。

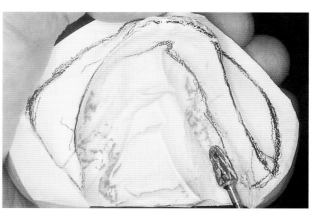

图2-32　用碳化钙车针整形。打磨机以低转速边切削边谨慎整形。

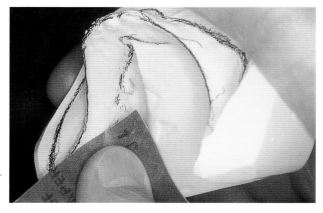

图2-33　与上颌模型同样，用耐水砂纸把整形过的石膏表面打磨光洁。

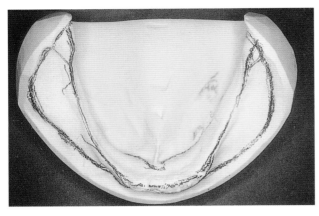

图2-34　下颌模型舌侧整形后。

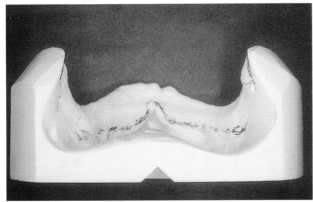

图2-35　从后方观察整形后的下颌模型。因为已去除模型的过剩部分，易于后续技工操作。

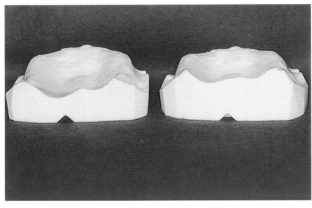

图2-36　乍看上颌模型的整形削除量似乎很大，但实际上在两侧翼上颌切迹连线（上颌义齿后缘）附近的削除量为2~3mm。从后方对比整形前后的上颌模型，能充分理解整形切削量。右侧为整形前，左侧为整形后（其他病例）。

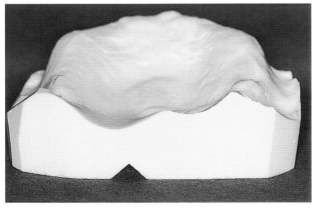

图2-37　该图能观察到软腭及腭帆张肌是否做过整形及整形前后的高度差异。腭帆张肌整形后，乍看似乎有切削过多的感觉。

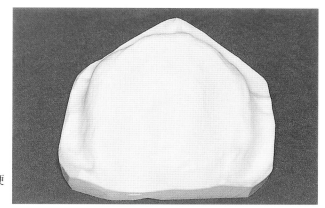

图2-38 同一上颌模型的𬌗面观。从上颌模型的"啊"线向硬腭方向切削1~2mm，形成流畅衔接的形态。

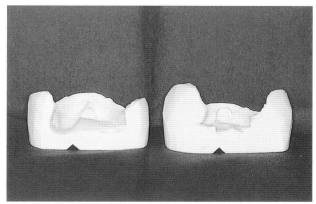

图2-39 对比整形前后两个下颌模型的右侧舌侧，能充分理解下颌舌骨肌后窝及舌根整形前后的变化（其他病例）。

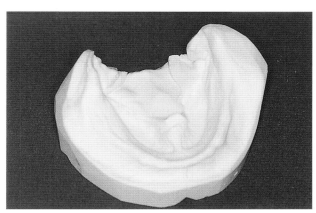

图2-40 整形前左侧下颌舌骨嵴。因舌侧存在各种各样的组织，会影响技工操作。

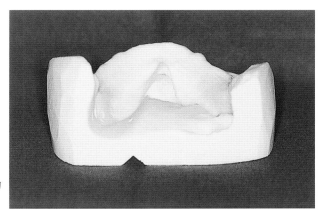

图2-41 在下颌后牙区的舌侧，能观察到下颌舌骨嵴整形后的形态。

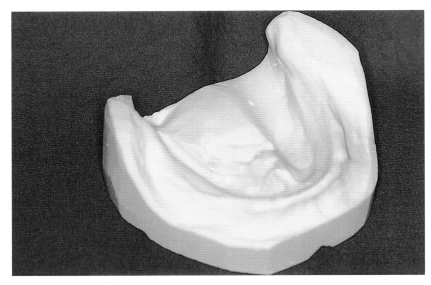

图2-42 左侧下颌舌骨嵴整形后。与图 2-40相比，能理解整形的切削量。再次重申，绝对不能切削下颌舌骨嵴和牙槽嵴。

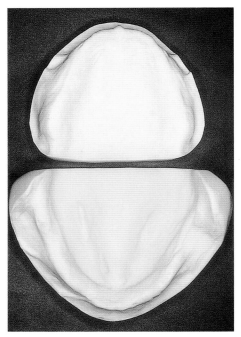

图2-43 整形后的上、下颌模型。上、下颌模型都充分重现了必要的形态，为制作诊断义齿，做了切削整形。

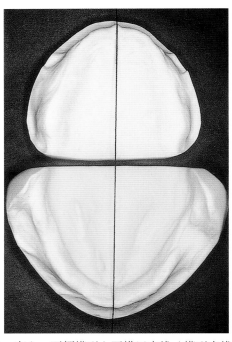

图2-44 在上、下颌模型上画横田中线（模型中线）。横田中线是排列人工牙及判断两侧人工牙对称性的重要标志线。上颌模型的横田中线为上唇系带、切牙乳突及腭小凹中点的连线。下颌模型的横田中线是下唇系带与舌系带的连线。

横田中线

为制作全口义齿，作为正中矢状面的标志线，上颌模型的横田中线是上唇系带、切牙乳突及腭小凹中点的连线；下颌模型的横田中线则是下唇系带与舌系带的连线。这两条线称为横田中线（图2-45、图2-46）。

按上述方法确定的横田中线不仅是排列人工牙的参照物，也是观察面部与全口义齿的平衡感、两侧人工牙列对称性等的美学标志线。

据笔者的临床观察发现，下唇系带向两侧偏移约2mm的病例占20%～30%。此时需优先按舌系带的位置确定下颌模型中线。

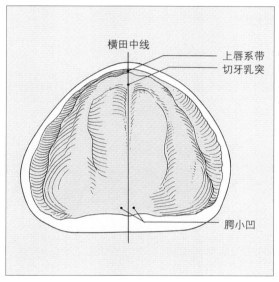

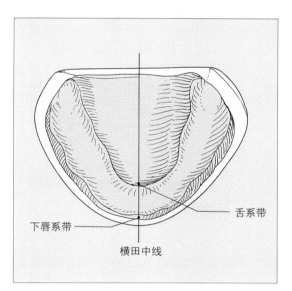

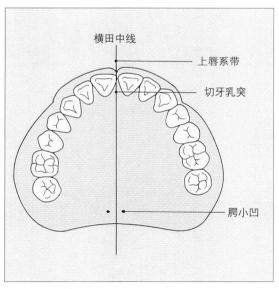

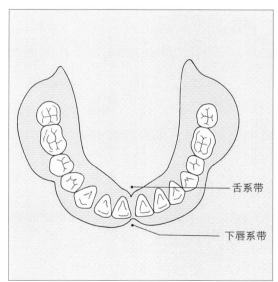

图2-45　上颌。

图2-46　下颌。

第3章

制作殆托

在传统的无牙颌修复方法中，殆托的用途是确定颌位关系、在蜡堤上排列上下颌人工牙、形成终义齿的形态、在口内试戴蜡义齿、检查发音和吞咽等功能状态是否良好，及唇部的丰满度和容貌的康复程度。运用横田义齿系统制作殆托前，不仅要用红色基托蜡缓冲上下颌模型的骨突、锐缘、松软牙槽嵴等，还要用Diaphragm Wax做大范围的填凹。

殆托组成部分之一的恒基托需符合等同于终义齿的要求：正确的边缘线、边缘形态，黏膜密合，在口内温度环境中不变形，能承受咬合压力和戴入感。

此外，由于横田义齿系统需要在殆托上制作诊断义齿，并且让患者在日常生活中长期使用，所以需要把义齿清洁问题和组织调整剂作为一个整体来看待。为满足上述条件，要选用个别托盘专用自凝树脂制作恒基托（图3-1～图3-9）。

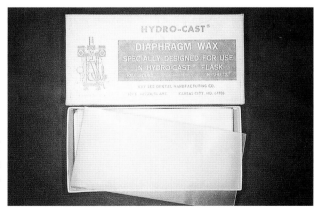

图3-1　为确保后续衬垫组织调整剂所需的预留空间，采用Diaphragm Wax（Kay See公司）在模型上填凹。该蜡不仅操作性良好，而且耐热性也好，能承受个别托盘专用自凝树脂聚合时的产热温度。

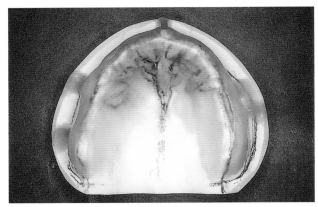

图3-2 上颌模型的填凹范围从黏膜反折到腭皱襞、牙槽嵴顶，填凹厚度约为2mm。因为模型已经整形，硬腭、软腭不填凹。横田义齿系统由诊断义齿组织面承载的组织调整剂向黏膜施加咬合压力，具有"锻炼使之平展"基托下方已松弛黏膜的作用，但由于后堤封闭区的作用有所不同，所以通过施加稍大的印模压力就能制取符合生理功能的印模。

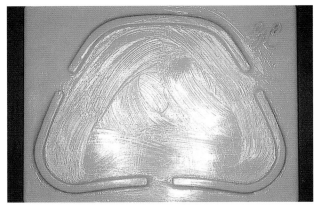

图3-3 恒基托是𬌗托和诊断义齿的基底，常用在正常咬合压力下不变形且操作性及密合性都较好的个别托盘专用自凝树脂制作。使用成型板把厚度标准控制在约2mm。预先在成型板上涂布凡士林分离剂。

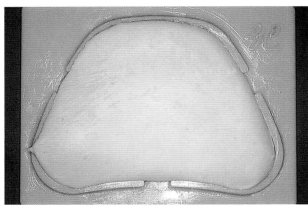

图3-4 按制造商指定的粉液比例调和自凝树脂，趁面团期把自凝树脂压贴在成型板上，调整形状和厚度。

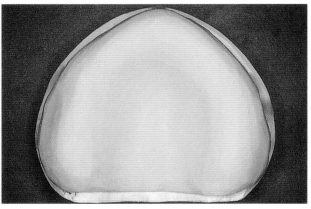

图3-5 把自凝树脂尽量厚度均匀地压贴在已用Diaphragm Wax填凹的上颌模型上，并调整、打磨边缘形态。

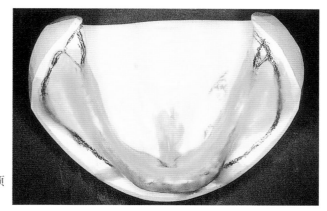

图3-6　需用Diaphragm Wax覆盖牙槽嵴顶、颊棚及舌侧的下颌舌骨嵴、磨牙后垫等几乎整个下颌模型的组织面。

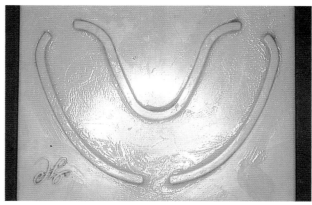

图3-7　同样使用成型板制作下颌恒基托。

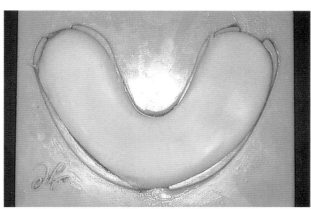

图3-8　趁面团期把自凝树脂压贴在成型板上。

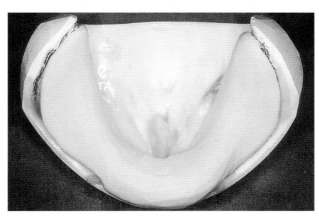

图3-9　把自凝树脂压贴在下颌模型上，调整边缘形态。注意谨慎调整下颌舌骨嵴处的边缘。

第4章

人工牙的选择与排列

关于人工牙的选择，前牙要考虑美观与发音功能，后牙要注重咬合与咀嚼功能。人工牙按材质分为树脂牙、硬质树脂牙、瓷牙和金属牙。虽然不同材质的人工牙各有所长，但笔者仅使用瓷牙，理由是瓷质前牙的色调和透明度等美观性都很出色。无吸水性、不易变色是瓷牙材质方面的优点。

瓷牙的耐磨性也比树脂牙更好。树脂牙经长期使用，逐渐磨耗致使垂直距离明显下降，引发下颌前伸，唇部周围肌群松弛，影响面部平衡。义齿不稳定产生的慢性刺激，会导致上颌前牙区产生松软牙槽嵴。

瓷牙还具有不易磨耗的优点，这也与粉碎食物的能力有关。

瓷牙的缺点是与树脂基托没有化学结合，仅依靠机械结合，与树脂牙相比瓷牙容易脱落，

瓷牙与基托的结合界面也容易着色。调磨瓷牙𬌗面及修改形态较费事，再抛光也难以恢复原有光泽。另外，瓷牙缺乏弹性，耐冲击强度较差，瓷牙𬌗面上的锐缘和菲薄处易发生崩瓷。调磨𬌗面或切缘后，瓷牙的菲薄处有折裂的风险。

此外，有时上下颌人工牙因为𬌗接触发生异响声，有些患者很在意，需要修改垂直距离解决这个问题。

瓷牙有上述缺点，但横田义齿系统仍采用瓷牙的主要原因是，从开始制作诊断义齿到义齿聚合的过程中，需数次拆卸人工牙列，还要把酒精喷灯的火焰直接喷射在树脂基托和人工牙上，因此人工牙的材质需要耐热且便于拆卸。横田义齿系统只能选用瓷牙，不能采用树脂牙和硬质树脂牙。

51

1 前牙的选择

选择前牙的原则以美观为主。美观受人工牙的形态、规格、色调、排列状态的影响。

前牙形态的选择思路是参考近似于面型轮廓的人工牙。在笔者常用的登士柏公司Bioblend人工牙的形态分类手册里，把面型分为方形（Square Type）、方尖形（Square Tapering Type）、尖形（Tapering Type）、卵圆形（Opoid Type）这4类（图4-1）。原则上其他公司的人工牙也如此分类，由口腔医生确定人工牙的类别。

此外，也有结合S.P.A的三因素选择人工牙形态的方法，这些因素源自患者的性别（Sex）、性格（Personality）、年龄（Age），使容貌与牙列相宜（图4-2）。圆脸的患者选用圆形的人工牙，方脸健壮的患者选用形态相宜的人工牙。通常，男性选用棱角分明的方形人工牙，女性选用柔和、圆钝、视觉感略小的人工牙，能产生更好的自然感。

为确定人工牙的规格，上颌中切牙的冠宽及冠长数据可参考的解剖特征是面部宽度（两侧颧骨颧弓的宽度）、面部长度（确定垂直距离后颏底与发髻线之间的高度）的1/16。为易于测量，可使用面部尺寸测量器（Tooth Selector）（图4-3 ~ 图4-7）。

参考性别、年龄、肤色、唇部和牙龈的色调确定人工牙的色调。天然前牙的色调复杂，即使同一颗牙，切缘、中部、颈部、近中、远中各处的色调都有微妙差异。此外，随着年龄的增长，天然牙的色调有变暗的倾向。女性患者有时要求选用比色板更洁白的人工牙，征求患者的意见很重要。需要注意的是，如果一味迎合患者的要求，并不会产生很好的美学效果。

用已选定的人工牙排牙后，还要聆听患者对旧义齿的感受，也可以把患者对旧义齿人工牙的评价，作为当今强调知情同意的一种思维模式。

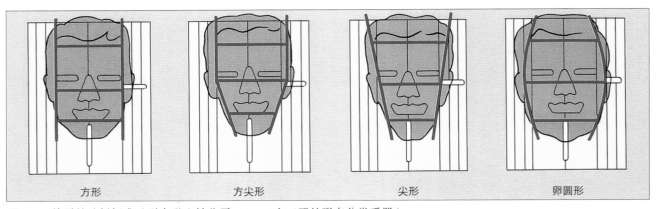

| 方形 | 方尖形 | 尖形 | 卵圆形 |

图4-1 前牙的选择标准（引自登士柏公司Bioblend人工牙的形态分类手册）。

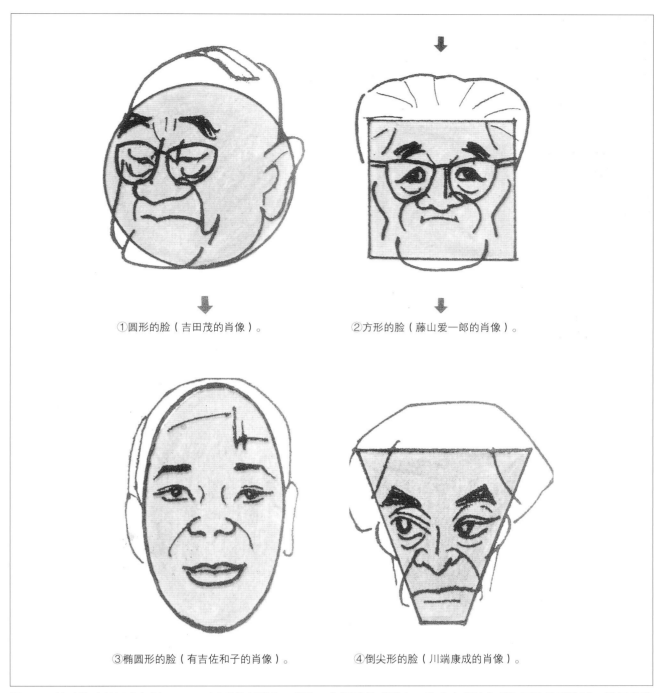

①圆形的脸（吉田茂的肖像）。　　　　　　②方形的脸（藤山爱一郎的肖像）。

③椭圆形的脸（有吉佐和子的肖像）。　　　　④倒尖形的脸（川端康成的肖像）。

图4-2　前牙的选择标准包括S. P. A。还要考虑形态、规格、色调及排列形态，先确定前述各项与面容的平衡感。横田义齿系统选择前牙时还兼顾发音功能。最终使口腔功能与义齿形态协调一致。因此，参考患者的面部轮廓作为选择前牙形态的标准最为合情合理（引自日本漫画家那须良辅所著《肖像教室》，1967年）。

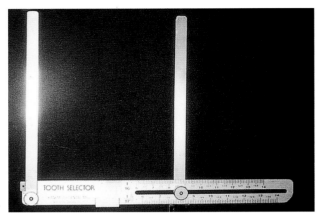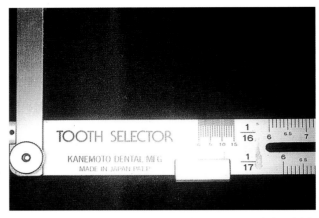

图4-3　参考患者面部长度、面部宽度确定上颌前牙的规格。按患者面部宽度，即两侧颧骨颧弓宽度1/16的理论确定上颌中切牙宽度，临床效果良好。为便于测量，用面部尺寸测量器（Tooth Selector，Kanemoto Dental售，三金工业社制造）为宜。右图为面部尺寸测量器的特写照片。

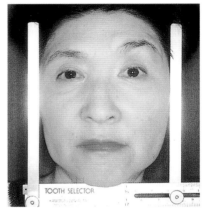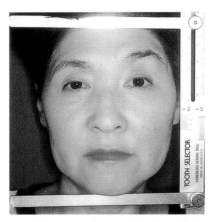

图4-4　按两侧颧骨颧弓宽度的1/16确定上颌中切牙宽度。参考颏底到发髻线长度的1/16是确定上颌中切牙高度（从牙颈部到切缘）的标准。

图4-5　不要把前额的测量点设置在发髻最低处，因为有时该处的位置会发生变化（秃发）。笔者的定位方法是患者正面朝前，眼望天花板，测量点是额头皱纹的最高处。

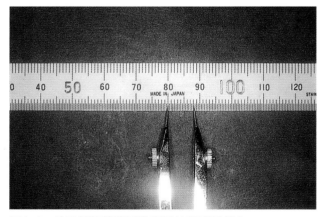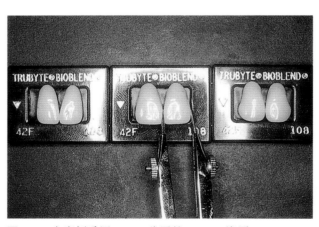

图4-6　按比例换算测量数据后转移到圆规上。

图4-7　本病例采用Trubyte公司的Bioblend瓷牙。

Dr.Pound的人工牙选择与排牙

Dr.Pound留下了很多无牙颌修复的理论方法，注重患者的解剖、生理功能、美观因素，不仅是现在，在将来其临床价值仍然举足轻重。

前牙特别要注重美观及发音功能。后牙强调恢复咬合及咀嚼功能。与患者的面型、年龄、体型、性格等相宜的个性化排牙，能使患者笑逐颜开。

Dr.Pound的人工牙选择和排列方法如下（图4-8、图4-9）：

1. 参考患者的面型及侧貌，按照患者面部长度和宽度的1/16为标准，选择上颌中切牙的形态和规格。

2. 排牙时注重发音功能。按"F""V"的发音，确定上颌中切牙切缘上下、前后的位置。

3. 参考发"S"音，确定上下颌前牙的覆盖、覆𬌗。

4. 把下颌后牙的舌侧牙尖排列在Pound线（下颌尖牙近中切角与磨牙后垫舌侧及颊侧的范围）范围内。

5. 后牙的𬌗型为舌侧集中𬌗。使上颌舌侧牙尖与下颌后牙的中央窝有均等的𬌗接触。上颌的功能牙尖有第一及第二前磨牙、第一磨牙的舌侧牙尖与第二磨牙的近中舌侧牙尖，合计5个牙尖。使上颌颊尖及第二磨牙的远中舌侧牙尖无𬌗接触。上颌采用牙尖斜度大的33°夹角的人工瓷牙；为承受上颌锐利的牙尖，下颌采用20°夹角的人工瓷牙。

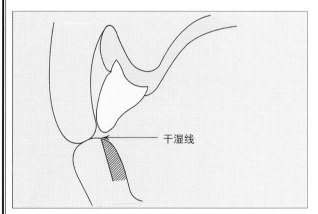

图4-8 确定上颌中切牙切缘上下、前后位置的方法是发"F""V"声时，上颌中切牙切缘接触下唇的干湿线。

干湿线

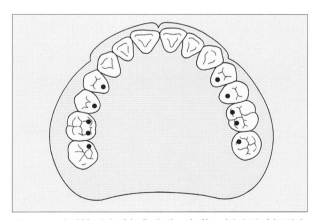

图4-9 后牙排列成舌侧集中𬌗，仅使上颌后牙舌侧牙尖与下颌后牙的中央窝有均等的𬌗接触。该𬌗型的上颌功能牙尖有第一及第二前磨牙、第一磨牙的舌侧牙尖与第二磨牙的近中舌侧牙尖，合计5个牙尖。

2 后牙的选择

与注重美观的前牙相比，后牙强调恢复咀嚼功能。𬌗面形态决定了咀嚼功能，𬌗面形态还影响𬌗型、咀嚼效率、义齿稳定。

选择后牙最重要的标准是𬌗面形态。

后牙按形态可分为：

1. 解剖式人工牙。
2. 半解剖式人工牙。
3. 非解剖式人工牙。

这些人工牙都各有所长，各有各的咬合理论。

由于笔者认为，全口义齿的最佳𬌗型就是舌侧集中𬌗，所以选择后牙要考虑牙尖斜度的问题。笔者最常用的后牙是舌侧牙尖斜度为30°的Pilkington-Turner人工牙（图4-10）。该牙具备瓷牙特有的"韧性"，似乎不易磨损。排牙时能精准地形成舌侧集中𬌗。按横田止线排列舌侧集中𬌗，其真正价值体现在咀嚼效率高及义齿稳定性好（图4-11）。

笔者认为理想的后牙是义齿不晃动、咀嚼效率高、不损伤基托下方的黏膜、患者口感也好的人工牙。

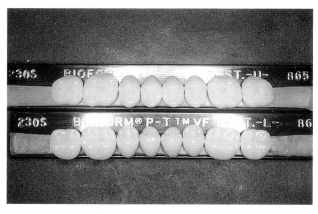

图4-10 上下颌都用瓷牙。横田义齿系统最常用的是牙尖斜度为30°的Pilkington-Turner人工牙。使用该人工牙更有助于达成舌侧集中𬌗。即使牙槽嵴严重吸收，也要使所有上下颌后牙紧密咬合。通过观察磨牙后垫前方的吸收程度，确定后牙的宽度。

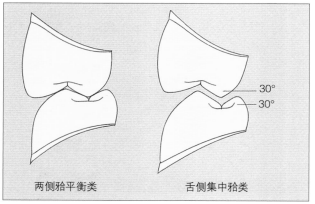

两侧𬌗平衡类　　舌侧集中𬌗类

图4-11 因为舌侧集中𬌗采用上颌功能牙尖斜度大的人工牙，咬合时发生的侧向力小，义齿的稳定性好。

3 上颌前牙的排列

选定的上颌前牙排列在上颌基托上，排列时应考虑下列因素：

1. 上颌中切牙切缘与上唇下缘的位置关系，上唇下缘暴露量男性为2～3mm、女性为1mm，呈现出自然的协调感，就能获得良好的美观效果。

2. 检查上颌唇侧丰满度的同时，排列上颌前牙。初步标准是在殆面观把上颌中切牙唇侧排列在切牙乳突中点前方8～10mm处。

这时，需从冠状面和矢状面观察患者的整个面容的平衡感。若过于强调唇侧丰满度，会营造"我戴了假牙"的感觉，影响视觉效果。反之，若唇侧丰满度不够，上唇松弛可能出现皱纹，进而造成鼻唇沟内陷等现象，易显老态。

至于整个面部的平衡，口腔医生仅能干预面下1/3。虽然口腔医生无法干预面上部和面中部、对于面下部与嘴型的平衡感等，依靠口腔医生具备的技术及理论，最大限度地结合患者的意见和要求，恢复与患者的年龄相宜的嘴型。

3. 排牙时采用排牙蜡（Setup Wax）。

4. 在恒基托上用红色殆记录蜡（Soft Bite Registration Wax）（Kay-See Dental公司）制作下颌殆托的蜡堤。

在确定上颌前牙的排列位置及唇倾度的同时确定颌位关系。虽然传统的无牙颌修复方法是在殆架上排列人工牙，但横田义齿系统强调美观与发音功能，排列上颌前牙时不用殆架，在临床上必须由口腔医生在患者面前排列上颌前牙。

通过发音测试确定上下颌前牙的咬合关系，这是患者的个性化特征（图4-12）。

排牙需兼顾美观与发音功能，以此重现患者的个性化特征。有时也采用不对称的下颌前牙排列方式。

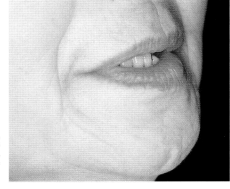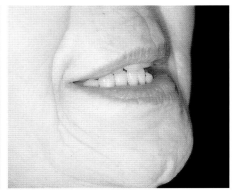

图4-12 尝试"F"或"bee"的发音。左图：发"F"音；右图：发"bee"音。

第5章

确定颌位关系与排列人工牙

在无牙颌修复过程中，颌位关系的重要性不言而喻。为稳定发挥全口义齿的功能，需要在上下颌牙槽嵴之间的合适范围内放置殆托，实现正确的位置嵌合。

随着颞下颌关节和各个肌群行使口腔功能，呈现三维的下颌运动。必须在殆架上用上下颌模型的位置关系，重现人体上下颌形态和功能的位置关系。按照该位置关系，在工作模型上放置殆托，以此作为排列人工牙的参照物，把选定的殆型呈现在人工牙的殆面（图5-1～图5-4）。

1 确定殆平面

确定殆平面要考虑上颌前牙的暴露量，为了美观，参考上唇下缘，在冠状面使殆平面与瞳孔连线平行；在矢状面使殆平面与鼻翼耳屏线（鼻翼中点与耳屏中点的连线）平行（图5-5）。

有多种方法和技术用于确定垂直、水平的三维颌位关系。需要注意的是，若垂直距离过高或过低并伴有水平位置关系的移位，将产生各种功能危害和美学缺陷。

遗憾的是迄今为止，垂直距离的测量方法仍缺乏明确标准及诊断检查方法。通常临床上采用形态学法和生理学法确定垂直距离，尽可能使垂直距离与患者相宜。用形态学法确定垂直距离的方法有：参考拔牙前的信息、面部测量、参考尚在使用的旧义齿等。其中面部测量方法能获得很多有效数据。

还有参考息止颌位法（Niswonger法）和发音运动法（Closest Speaking Space）等生理学法，通过对比其他测量数据，能更精确地确定垂直距离。

原则上笔者采用的方法是使患者的口腔处于最放松的状态，即口轮匝肌不紧张、唇部与面部呈平衡状态时的垂直距离，临床上也能得到令人满意的效果（图5-6～图5-8）。

确定水平颌位关系时，必须确定颌位建立在正中关系（CR）还是其略前方的正中𬌗（CO）上。横田义齿系统由患者日常使用经调整后的诊断义齿决定颌位关系，因此，笔者认为该颌位是患者在生理功能方面都已适应的肌力闭合道终点位（肌接触位，MCP），该颌位与正中𬌗基本一致。

确定水平颌位关系的其他方法还有基于已确定的垂直距离，用哥特式弓描记的方法，描记下颌的前后、侧方边缘运动轨迹。该法的优点是能够在一定程度上客观确定并记录水平颌位关系。不过，因为哥特式弓会侵占舌的运动空间，可能无法确定符合生理条件的颌位关系。

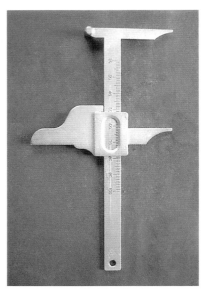

图5-1 用坪根式测量尺测量垂直距离。

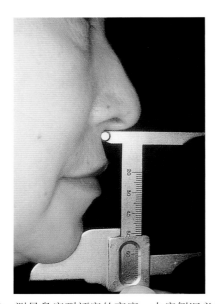

图5-2 测量鼻底到颏底的高度。本病例旧义齿的垂直距离为61mm。

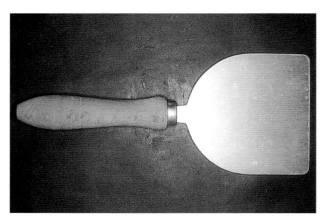

图5-3 用于制作蜡堤𬌗平面的烫板。

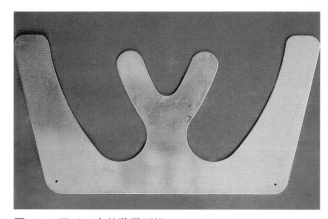

图5-4 置于口内的𬌗平面规。

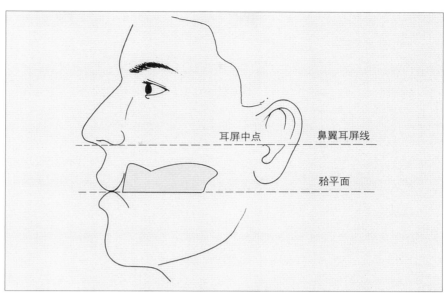

图5-5　 面与鼻翼耳屏线（鼻翼中点与耳屏中点的连线）平行。另外，在冠状面， 面与瞳孔连线平行。

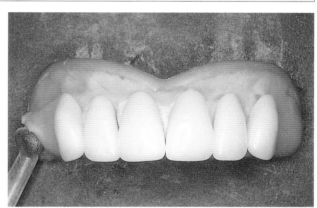

图5-6　在试牙板上排列6颗上颌前牙，在患者口内试戴。

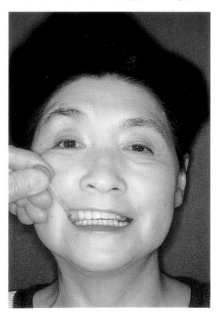

图5-7　确定6颗上颌前牙的牙型后，在口内试戴，检查人工牙与容貌、唇部的平衡感。

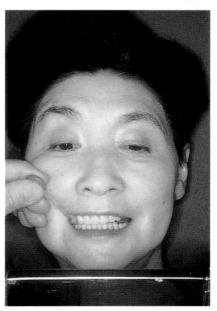

图5-8　让患者持镜，听取患者真实的意见和要求，重新排列或修改前牙位置。

2 Pound线

Dr.Pound倡导全口义齿的人工牙应尽可能重现天然牙列原有位置的思路，基于该思路，按照美观、发音功能确定前牙的位置和角度；后牙需注重咀嚼功能和义齿稳定。

为了切实有效地实现全口义齿的发音功能和咀嚼功能，Pound线是排列后牙的标志线。

颊肌和舌肌等全口义齿的周围肌群，使来自颊侧、舌侧的压力处于力学平衡范围，该范围称为中性区（Neutral Zone），该区域是人工牙列最稳定和协调的位置（图5-9）。Dr.Pound通过观察大量的天然牙列得出了如下结论：所有后牙舌侧牙尖处于从下颌尖牙的近中切角到磨牙后垫舌侧缘与颊侧缘的两条连线范围内。这两条线称为Cuspid Retromolar Pad Guide Line，即Pound线。

总之，先确定合适的垂直距离，把后牙排列在Pound线内，让颊舌肌压力作用在人工牙的颊舌面，使全口义齿稳定。

但对于牙槽嵴严重吸收的病例，即使以Pound线为标志线来确定人工牙颊舌侧的位置，用两侧𬌗平衡类𬌗型的人工牙，仍然无法确保义齿的力学稳定。为解决这个问题，Dr.Pound把两侧𬌗平衡类𬌗型人工牙的咬合压力向舌侧转移，倡导舌侧集中𬌗。

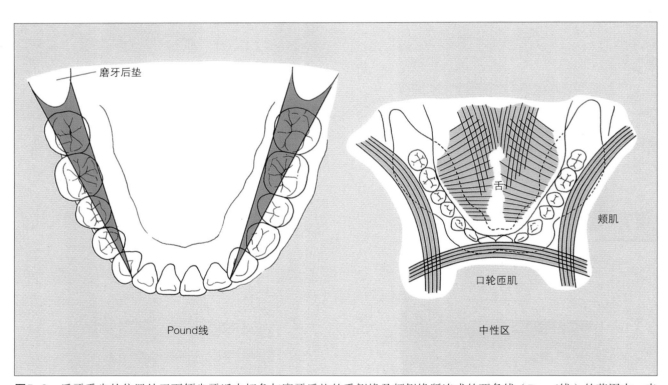

图5-9　后牙舌尖的位置处于下颌尖牙近中切角与磨牙后垫的舌侧缘及颊侧缘所连成的两条线（Pound线）的范围内。来自颊侧和舌侧的颊肌、舌肌、口轮匝肌等全口义齿的周围肌群，使肌力处于力学均衡的范围称为中性区（引自Uhlig有改动）。

3 舌侧集中殆

舌侧集中殆是Dr.Pound倡导强调全口义齿在行使口腔功能时仍能保持义齿稳定的一种人工牙殆型（图5-10）。

上颌后牙舌侧牙尖与下颌中央窝呈尖窝相对的嵌合关系，第一和第二前磨牙各1个点、第一磨牙2个点、第二磨牙1个点，形成合计5个点的均匀殆接触。Pound线是排列下颌人工牙舌侧位置的标志线。

绝对不能选磨上颌舌侧牙尖，仅选磨下颌后牙殆面即可。与上颌相比，下颌后牙牙尖斜度较平缓，因为颊侧无殆接触，所以能减少侧方压力。通常上颌用牙尖斜度为30°~33°的人工牙，而下颌则用牙尖斜度平缓的20°人工牙。

在正中殆（CO），舌侧集中殆的咬合力分布在下颌牙槽嵴靠舌侧的位置，此举有助于义齿稳定。通过舌侧集中殆，在工作侧上颌舌尖与下颌舌尖内斜面接触滑动，在平衡侧上颌舌尖与下颌颊尖内斜面接触滑动。

此外，因为上颌舌侧牙尖与下颌人工牙的中央窝呈尖窝相对的嵌合关系，加大了上颌舌尖施加的咬合压力，提高了切断食物的效率。上颌后牙舌侧牙尖处于下颌中央窝，在咀嚼循环（Chewing Cycle）范围内，最终汇集成一个点的总力，既不会破坏殆平衡，又有利于义齿稳定。

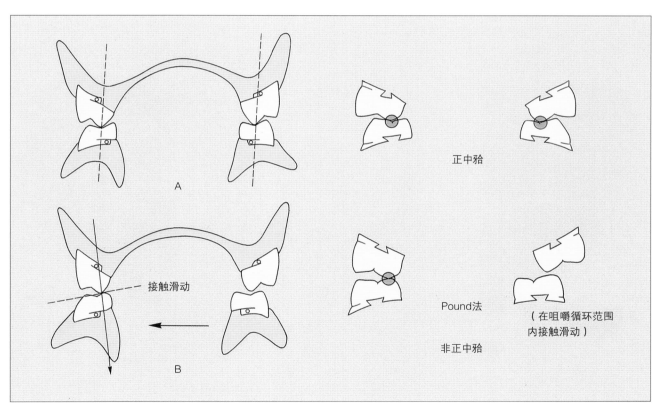

图5-10 Dr.Pound的舌侧集中殆。

4　Pound线与横田止线

横田中线是确定前牙区的美观及排列前牙位置的重要标志线。横田还倡导"横田止线"作为后牙颊舌向位置的标志线（图5-11）。

Dr.Pound观察天然牙列得出Pound线。在天然牙列生长发育阶段，来自颊、舌侧的双向肌压力使天然牙列处于力学均衡的中性区，该区域也是天然牙列最稳定、最协调的位置。Dr.Pound还确定了下颌后牙舌尖处于下颌尖牙近中切角与磨牙后垫颊侧缘、舌侧缘的两条线所夹持的范围内，并将此作为排列下颌后牙的参照物。

然而，在日常的临床工作中，笔者仍对下颌后牙的排列位置有些不满意。例如会妨碍患者发音功能，还有用全口义齿恢复老年人容貌的丰颊效果不够理想等现象。

因此，笔者改进了下颌后牙的排列标准，前方标志点与Pound线一样，仍然是下颌尖牙近中切角。但笔者把后方舌侧排牙止线更改为磨牙后垫中央，这两点的连线称为"横田止线"。该线与Pound线相比，越靠远中的后牙，其舌侧位置越偏向颊侧。采用"横田止线"能更好地确保舌的运动空间，还能减少对发音功能的影响，并有助于义齿的固位与稳定。

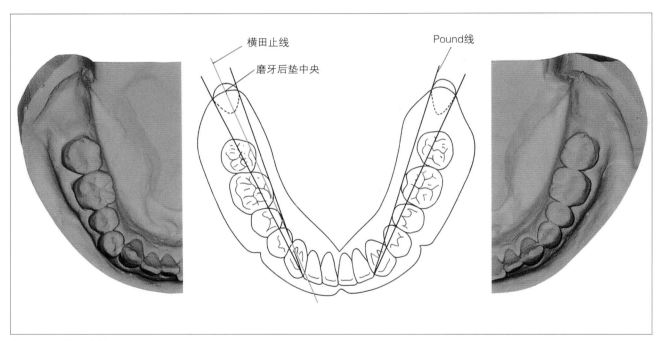

图5-11　横田止线。

5　上颌前牙的排列

对于老年人，尤其是女性患者，排列上颌前牙需优先考虑美观因素。因为美观因素包含了无论患者的年龄有多大也非常在意外表的心理因素。此外，还要兼顾发音功能。

横田义齿系统在临床上排列上颌前牙时，患者在牙椅上，由口腔医生当面排列上颌前牙。因此，人工牙的选择、雕刻刀的使用、蜡型操作过程始终处于患者的视野中。为此，口腔医生需要在日常训练干净利落的操作手法。修改上颌前牙列，戴入患者口内试戴，嘱患者逐一确定美观和发音功能，完成上颌前牙的排列。通过这种让患者安心的方式，才能顺利地进行无牙颌修复（图5-12～图5-23）。

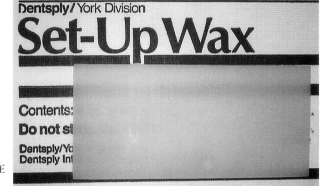

图5-12　排牙时用Set-Up Wax排牙蜡（登士柏公司）。该蜡在口腔温度环境中变形小，易于使用。

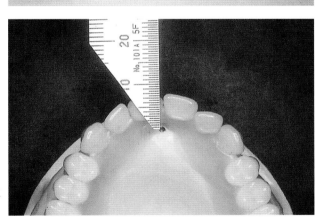

图5-13a　上颌前牙的唇侧排列标准，按照上颌中切牙切缘位于切牙乳突前方7～8mm的解剖数据的平均值排列。

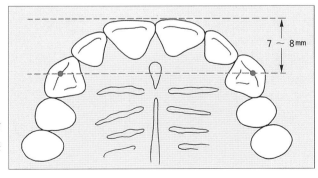

图5-13b　在天然牙列，切牙乳突中点前方7～8mm是上颌中切牙切缘的位置。并且上颌两侧尖牙的牙尖连线穿过切牙乳突中点。

65

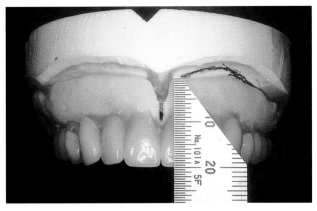

图5-14a 按照解剖数据的平均值确定上颌前牙切缘的上下位置，距离上唇系带附近的上颌唇侧前庭沟约20mm处。当然，在口内试戴义齿时，需按照唇部的张力及红唇的情况并观察面部整体的平衡感修改上颌前牙列。

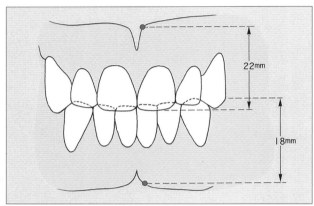

图5-14b 上颌前牙切缘距离上唇系带附近的上颌唇侧前庭沟约22mm；下颌前牙切缘距离下唇系带附近的下颌唇侧前庭沟约18mm。此外，还要按照唇部丰满度并兼顾前牙的覆盖、覆𬌗做微调整。

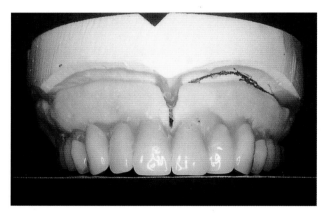

图5-15a 注意：6颗前牙的切端连线排列成一个平面。此外，其后的前磨牙、磨牙舌尖也要排列在𬌗平面上。因此，除第一前磨牙外，其余后牙的颊侧牙尖离开该平面。从第二前磨牙的颊侧牙尖开始越远中的牙位，离开𬌗平面的距离越大。即按舌侧集中𬌗排列。

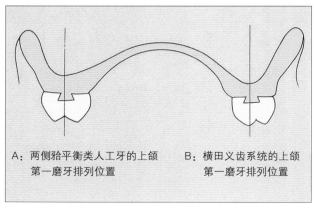

图5-15b 上颌第一磨牙的舌侧牙尖排列在上颌的牙槽嵴顶上。其他后牙也大都同样排列。因为传统的排牙方法是把上颌后牙的中央沟排列在牙槽嵴顶上，因此舌向集中𬌗与传统的后牙排列位置相比，更偏向颊侧。

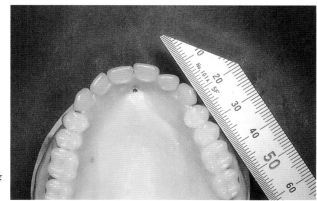

图5-16　把上颌尖牙、第一及第二前磨牙的唇颊侧排列成一条直线。

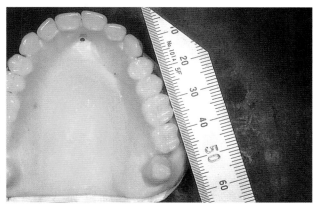

图5-17　此外，第二前磨牙、第一磨牙、第二磨牙的颊侧也排列成一条直线。

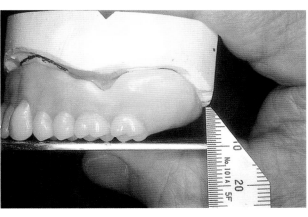

图5-18　从左侧矢状面观察上颌人工牙的排列情况，能理解上颌中切牙切缘与上颌尖牙牙尖、上颌第一前磨牙舌尖及其他后牙舌侧牙尖处在同一个平面。但在排牙时不形成Spee曲线等。

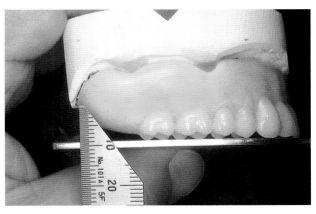

图5-19　从右侧矢状面观察上颌人工牙列。

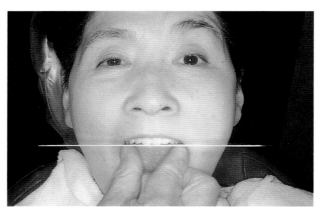

图5-20 在口内放置𬌗平面规，使上颌前牙的切缘及上颌后牙舌尖与𬌗平面规接触。在冠状面检查𬌗平面是否与瞳孔连线平行。然后检查矢状面，如图5-5所示，以𬌗平面与鼻翼耳屏线平行为标准，调整人工牙列。

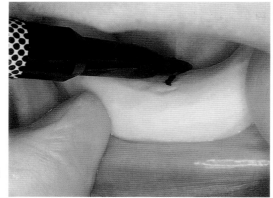

图5-21 戴入下颌恒基托，在舌系带处做记号。舌系带是下颌中线的标准，也是非常重要的位置标志。

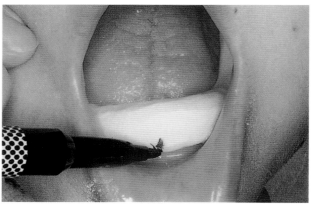

图5-22 在下唇系带处做记号。有时，下唇系带会向两侧偏离中线1~2mm。这种现象在临床上占20%~30%，此时必须以舌系带为标准，预先去除偏差。

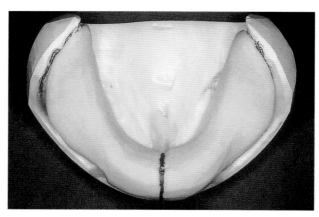

图5-23 连接下唇系带、舌系带，画中线（横田中线）。

6　下颌后牙的人工牙排列

横田义齿系统排列下颌人工牙时，注重舌侧集中𬌗及横田止线。

虽然该阶段已排列了上颌后牙，但是还需按照舌侧集中𬌗的基本原则微调上下颌人工牙，即上颌舌尖与下颌中央窝呈紧密且均匀接触的尖窝相对（Cusp to Fossa）关系。第一前磨牙、第二前磨牙和第一磨牙的舌尖及第二磨牙的近中舌侧牙尖，单侧的𬌗接触仅限于这5个牙尖的5个点，两侧合计共10个点有𬌗接触，但上下颌的颊尖均无𬌗接触。为不使𬌗平面紊乱，上颌10个点的舌侧牙尖需处在同一个平面。

排列后牙时，如需调磨仅调改下颌人工牙，绝对不能用碳化硅车针调磨上颌舌侧牙尖。因为瓷牙的牙尖表面覆盖了很光洁的上釉层，保留上釉层光洁度的目的是为减少终义齿人工牙𬌗面的磨耗。此外，还有确保功能牙尖的斜度，以此提高咀嚼效率的作用。

下颌后牙颊舌侧排列位置参照下颌尖牙近中面与磨牙后垫中央连接成的横田止线。Pound线则是天然牙列下颌后牙舌侧位置的参照物。为了确保舌的运动空间及下颌义齿的稳定，横田止线是更符合临床实际的人工牙舌侧位置的止线（图5-24～图5-48）。

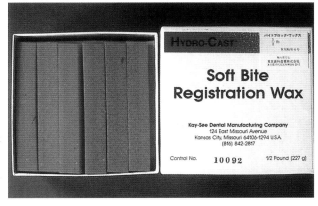

图5-24　确定颌位关系时，预先用Soft Bite Registration Wax（Kay-See Dental公司）做成蜡堤。该蜡软硬适中，非常适合在蜡堤上形成适度的咬合印痕。但因该蜡较难以购买，也可用红蜡片与粘蜡对半混合的方法自制该蜡。

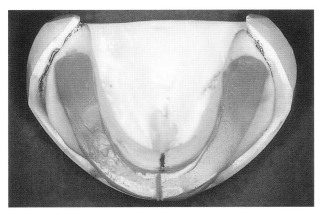

图5-25　用Soft Bite Registration Wax制作蜡堤，沿横田止线制作下颌𬌗托。预先把模型上的横田中线描绘在蜡堤上。

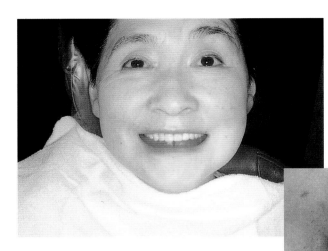

图5-26 戴入上颌蜡义齿和下颌殆托，确定颌位关系。此时，预先略微升高下颌蜡堤的高度，嘱患者缓缓咬合。经多次重复该操作，确定垂直距离原则上要最优先考虑患者的口腔感受。其次，口腔医生还需观察口轮匝肌的紧张度以及人工牙列与唇部的关系、面部整体的平衡感等。

图5-27 检查上下颌横田中线是否一致。

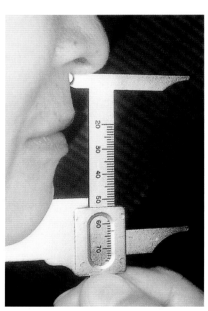

图5-28 用游标卡尺测量鼻底到颏底的距离。该距离可参考现义齿的测量数据。本病例的垂直距离比旧义齿高约2mm，为63mm。

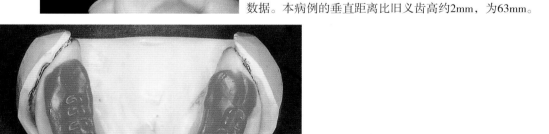

图5-29 下颌蜡堤上清晰记录了上颌后牙殆面的印痕。用Soft Bite Registration Wax能很简单地制取颌位关系记录。

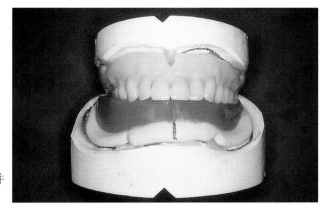

图5-30 在上下颌石膏模型上戴入上颌蜡义齿和下颌𬌗托，并使其咬合。冠状面观。

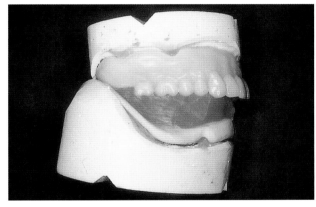

图5-31 右侧矢状面观。

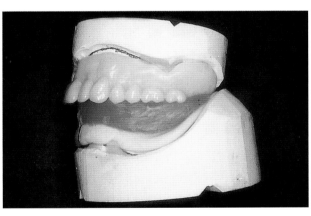

图5-32 左侧矢状面观。

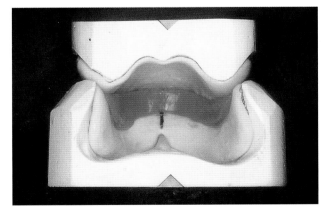

图5-33 舌面观。

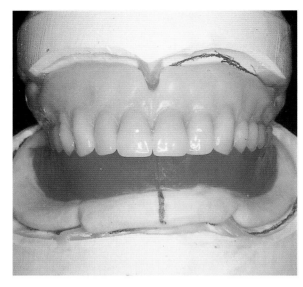

图5-34 固定在哈氏（Hanau）半调节𬌗架上。冠状面观。

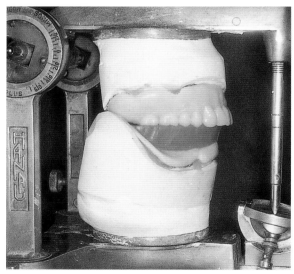

图5-35 右侧矢状面观。

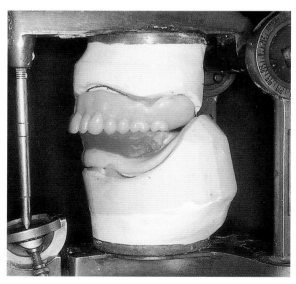

图5-36 左侧矢状面观。

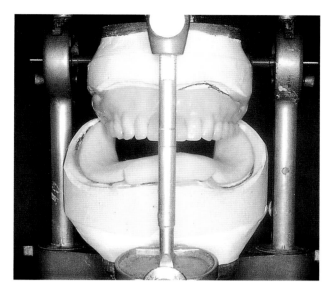

图5-37 去除下颌𬌗托上的蜡堤，仅保留下颌恒基托。

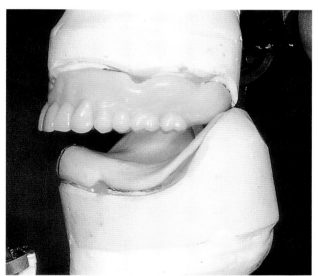

图5-38 侧面观。

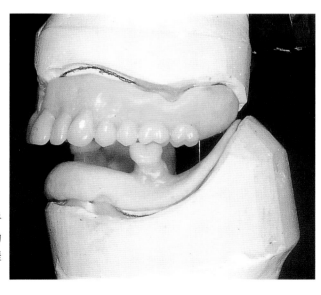

图5-39 从第一磨牙开始排列下颌人工牙。把上颌第一磨牙的近中舌侧牙尖嵌入下颌第一磨牙的中央窝。总之，有明确的尖窝对应关系，并形成舌侧集中𬌗。在排列下颌人工牙的过程中，如需调𬌗，仅调改下颌后牙𬌗面，绝对不能调磨上颌牙尖。

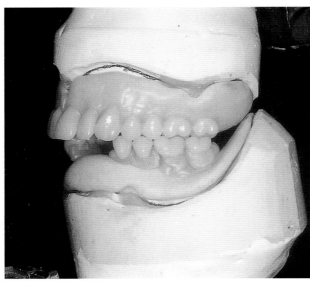

图5-40 然后按第二磨牙、第二前磨牙、第一前磨牙的顺序排列。也需要注意舌侧集中殆的咬合关系。

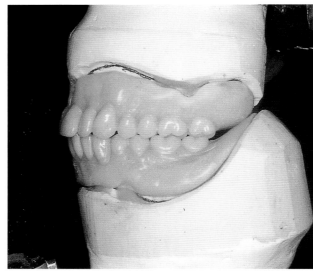

图5-41 下颌前牙按中切牙、侧切牙、尖牙的顺序排列。若下颌前牙的排列空间不足以容纳6颗牙，也可个性化排列。有时，合理范围内的个性化排列有助于重现自然感。后牙按照舌侧集中殆紧密咬合，前牙按照注重美观的思路排列。左侧矢状面观。

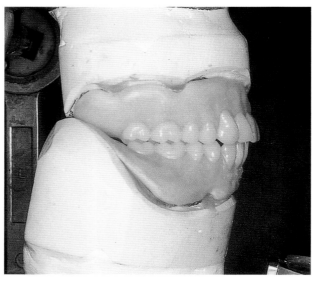

图5-42 右侧矢状面观。

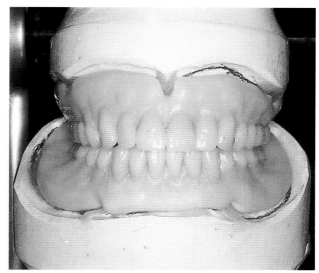

图5-43 完成上下颌人工牙排列。冠状面观。

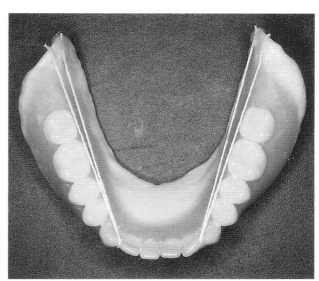

图5-44 下颌𬌗面观。由于按照横田止线的方法排列了下颌后牙，因此下颌后牙处于比Pound线更偏向颊侧的位置（靠舌侧为Pound线，下颌后牙舌侧连线为横田止线）。

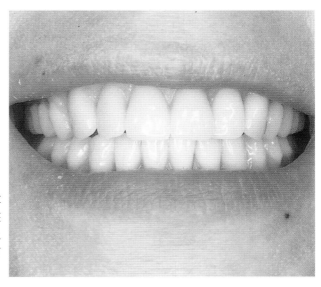

图5-45 试戴上下颌蜡义齿。检查𬌗平面的情况、人工牙的大小、排列位置的协调性、唇部和口轮匝肌的紧张程度、面部整体的平衡感等。现阶段还无法判断颌位是否正确。虽然目前上下颌的牙列中线一致，但因为旧义齿形成的习惯，所以下颌可能会向前方或侧方移位。

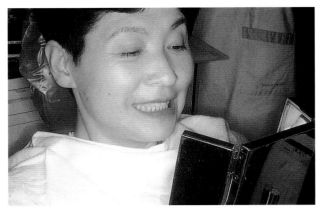

图5-46 本阶段嘱患者用三面折叠镜，分别从正面、侧面观察义齿，听取患者对义齿的需求，在本阶段调整人工牙的排列。此外，还要嘱患者做各种各样的表情测试，检查唇部表情是否自然。

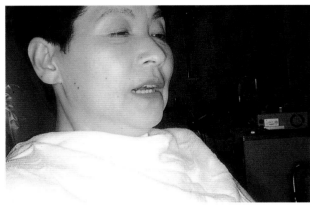

图5-47 发音检测。重点检查"撒、西、撕、塞、搜""掰"的发音。

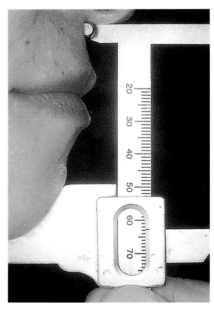

图5-48 戴入上下颌蜡义齿，测量鼻底到颏底的距离。检查垂直距离是否有变化。

脂的形变量太大。

7 把蜡义齿置换为诊断义齿

在上下颌蜡义齿阶段，用排牙蜡把瓷牙固定在恒基托上。需把这些排牙蜡置换成树脂基托，完成诊断义齿。

选择用室温固化型树脂，还是用加热固化型树脂托粉填补瓷牙与恒基托之间的空间？笔者认为应该采用加热固化型树脂，因为室温固化型树脂的形变量太大。

因为本阶段诊断义齿无须高精度聚合的要求，所以可采用常规加热聚合的方法。为重现恒基托组织面的原有形态，用硬石膏灌注组织面，制作用于聚合的工作模型。修整模型外形，用型盒包埋，加热固化完成诊断义齿的聚合。

开盒、抛光后的诊断义齿不仅有人工牙列，同时还是个别托盘，还有承载组织调整剂的作用（图5-49~图5-61）。

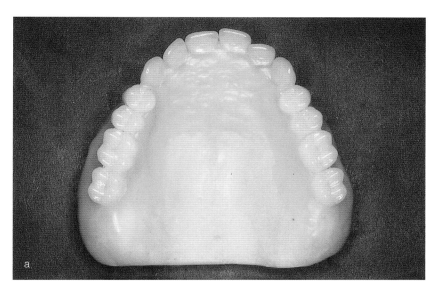
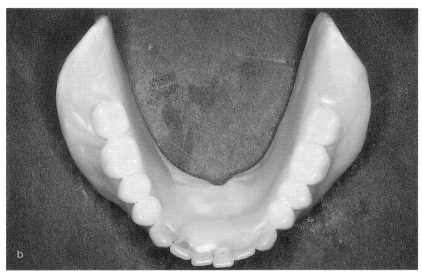

图5-49a，b 上、下颌蜡义齿的𬌗面观。

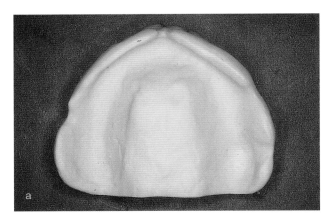

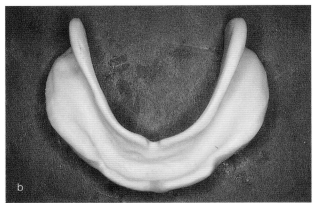

图5-50a，b　上、下颌蜡义齿的组织面观。本步骤，把固定瓷牙的排牙蜡置换成加热固化型树脂。

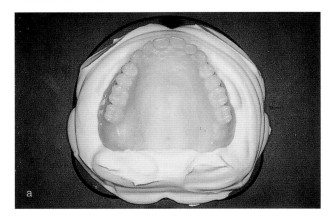

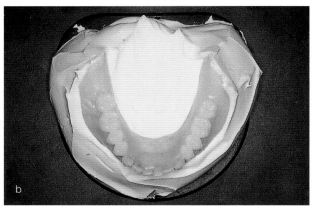

图5-51a，b　为制作诊断义齿，在蜡义齿的组织面灌注石膏，制作用于聚合的工作模型。

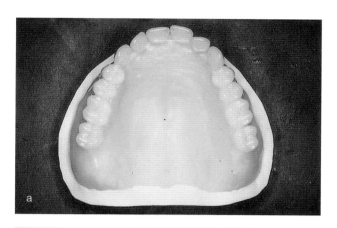

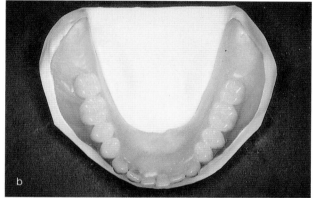

图5-52a，b 修整上、下颌石膏模型的外形。a：上颌。b：下颌。

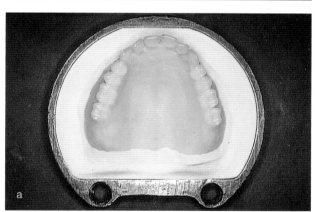

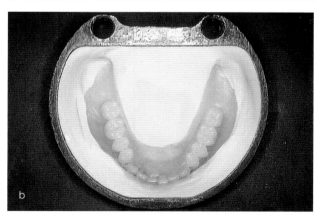

图5-53a，b 为了仅把排牙蜡置换为加热固化型树脂，用型盒包埋蜡义齿。按常规方法包埋。a：上颌。b：下颌。

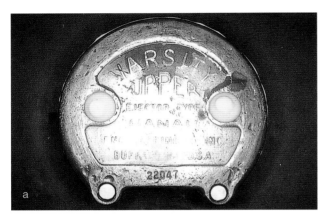

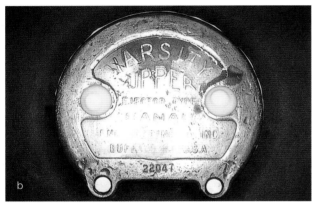

图5-54a，b　哈氏（Hanau）公司的型盒。该型盒精密且结实，操作也简便，通常能使用10~20年。

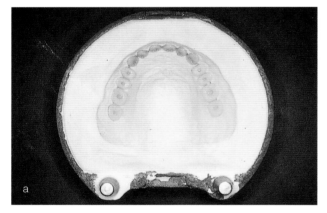

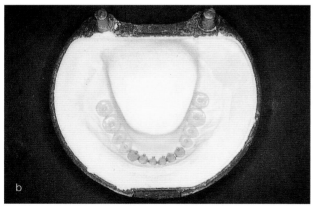

图5-55a，b　仅去除排牙蜡，人工牙位于上型盒。a：上颌。b：下颌。

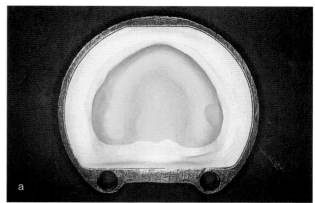

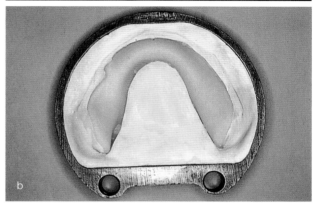

图5-56a，b 恒基托处于下型盒。a：上颌。b：下颌。

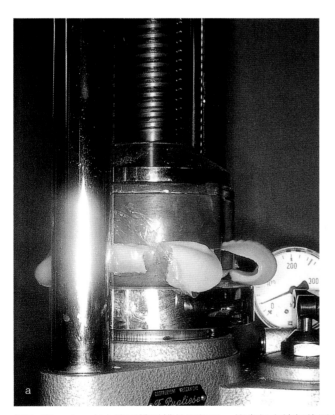

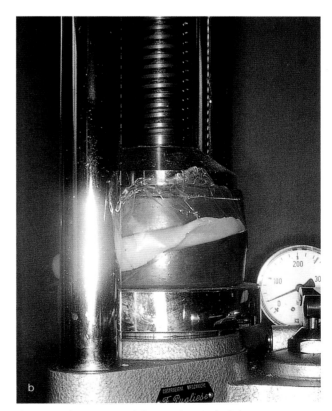

图5-57a，b 在去除了排牙蜡的空间里，按常规充填加热固化型树脂。反复试压，去除菲边、防止义齿升高。

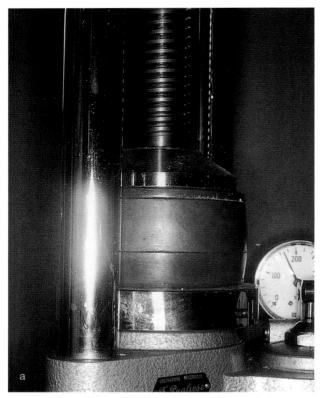
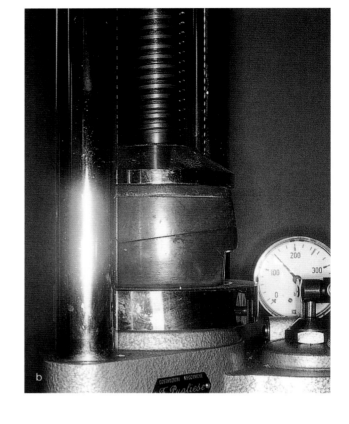

图5-58a，b 反复试压，直到上下型盒的侧面密合。

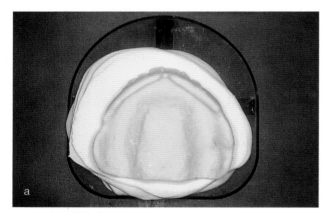
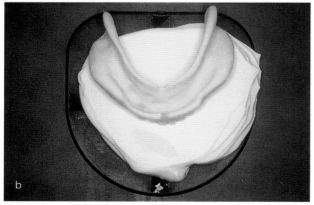

图5-59a，b 聚合后，用石膏制取上、下颌诊断义齿的人工牙列殆面定位器。

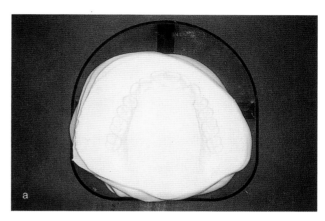

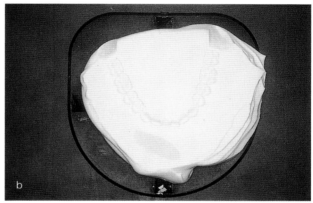

图5-60a，b　已制取的人工牙列𬌗面定位器。把该定位器的底面置于分离复位成型板上，注入石膏，做成易于脱卸的分离复位形式。

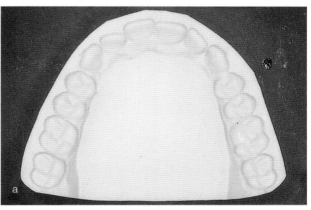

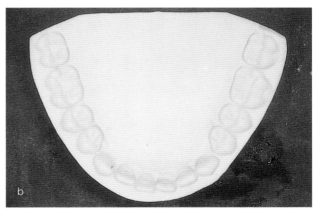

图5-61a，b　修整上、下颌人工牙列𬌗面定位器外形后。

诊断义齿

在全口义齿的制作过程中，使用能精密地重现下颌运动的𬌗架，即使已经把口腔材料的形变控制在最低限度，但试戴终义齿时，仍需要调改义齿组织面及人工牙𬌗面。

通常的无牙颌修复方法，因为从制取印模到试戴终义齿为止，一般需复诊3次以上，所以在聚合后的基托上体现了此间黏膜变化的误差累加及其口腔材料的形变等结果。

那么如何才能既减轻患者的负担，又能使患者满意？用什么办法才能做出与患者相宜的全口义齿？

为解决这些问题，Dr.Pound通过让患者日常使用诊断义齿（Diagnostic Denture、Treatment Denture），切实掌握患者不满意的原因，经调试诊断义齿，找到使患者更满意的无牙颌修复方法。

用尽可能近似于终义齿的基托磨光面形态和具有人工牙列、能行使口腔功能的诊断义齿，在其组织面及其基托边缘衬垫组织调整剂，由患者在日常生活中做各种口腔生理运动（图5-62、图5-63）。

若诊断义齿的基托边缘及其𬌗面等不舒适，应立即调改，使义齿与口腔周围组织的发音、咀嚼、吞咽等生理运动相宜，依靠肌群的动态形成基托边缘。此外，还要在患者使用诊断义齿的过程中，调整人工牙的排列位置及𬌗型的咬合状态，使诊断义齿与终义齿的形状完全相同，检查已稳定的正中𬌗（CO），把后续调改抑制在最低限度。

因此，在患者对诊断义齿的生理、解剖、功能、心理方面完全满意后，再置换诊断义齿的基托，完成终义齿。

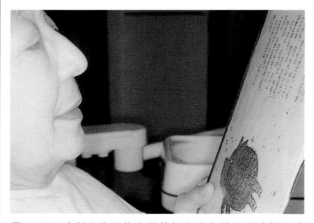

图5-62 诊断义齿的优点是能把患者各种口腔功能运动都重现在终义齿上。嘱患者朗读测试发音，检查对发音功能有较大影响的前牙排列位置是否正确。

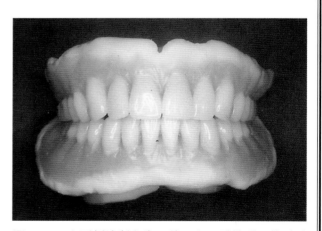

图5-63 上下颌诊断义齿。关于人工牙排列，前牙需兼顾美观和发音功能，后牙力争提高咀嚼效率及义齿的稳定。由患者日常使用诊断义齿形成基托边缘的功能形态。

第6章

用组织调整剂做组织调理

在诊断义齿的组织面衬垫组织调整剂，能消除制作全口义齿的各种不利因素，例如由旧义齿压迫黏膜产生的疼痛、糜烂、黏膜缺乏受压移位量等。其次，因在日常生活中行使咀嚼、吞咽、发音等口腔功能运动，还降低了全口义齿的周围肌群及颞下颌关节的应激反应。

诊断义齿初戴次日，必须观察组织调整剂层表面的情况。检查疼痛位置并调磨，对组织调整剂层厚度不足之处，需再次添加组织调整剂。在2天、3天、7天、2周，有时甚至是4周的组织调理过程，中间需观察黏膜情况，若咬合发生变化则要调整人工牙的位置。每次组织调理前，先检查组织调整剂的厚度，通过磨除、调改、添加，使组织调整剂层的厚度大致均匀。

采用这种方法，经过较长的周期，能制取符合患者的生理功能运动的动态印模。不仅要观察基托下方的黏膜，还要观察挤压到基托磨光面的颊舌侧组织调整剂表层，通过局部添加组织调整剂制取动态印模。

组织调整剂层的判断标准是组织调整剂厚度是否均匀及表面是否有"光泽"等。

组织调整剂需具备下列条件：

1. 具备适度的黏弹性、易操作性。

2. 尽可能无异味。

3. 不会因食物、嗜好品造成色素沉积。

4. 能长期保持表面性状的稳定。

5. 能添加组织调整剂。

6. 能用于组织调理并制取功能印模。

7. 不会使石膏模型的组织面粗糙。

8. 廉价。

1　衬垫组织调整剂的简易𬌗架的重要性

　　笔者发明了用于衬垫组织调整剂的简易𬌗架。该𬌗架的材质是不锈钢，能做简单的铰链运动（图6-1）。把模型固定在该𬌗架的上颌体，把诊断义齿的人工牙列𬌗面石膏定位器固定在下颌体（图6-2）。去除Diaphragm Wax（Kay-See公司）的缓冲蜡，在一次石膏模型与诊断义齿的缝隙中，衬垫组织调整剂。在不改变垂直距离的前提下，用该𬌗架简便且精确地衬垫组织调整剂（图6-3～图6-7）。

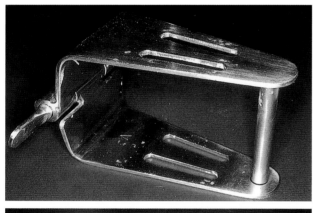

图6-1　衬垫组织调整剂的简易𬌗架。该𬌗架类似于正畸的框架结构式𬌗架（Fixer For Construction Hite），能做简单的铰链运动。

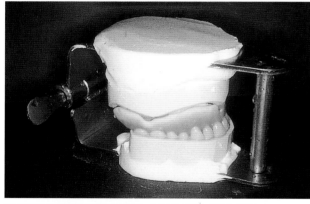

图6-2　用Diaphragm Wax（Kay-See公司）填凹后，把上颌一次石膏模型与诊断义齿固定在𬌗架的上颌体，把诊断义齿的人工牙𬌗面正确嵌入人工牙列𬌗面石膏定位器。把图5-61的人工牙列𬌗面石膏定位器固定在简易𬌗架的下颌体。

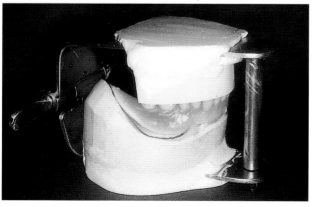

图6-3　把下颌诊断义齿及人工牙列𬌗面石膏定位器固定在另一个简易𬌗架上。使人工牙𬌗面正确嵌入人工牙列𬌗面石膏定位器。

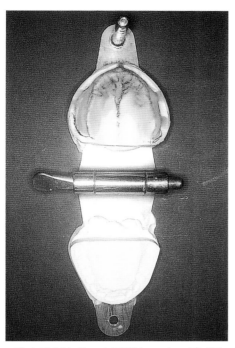

图6-4 取出诊断义齿，打开𬌗架，人工牙列𬌗面石膏定位器在下颌体；经填凹的一次石膏模型在上颌体。

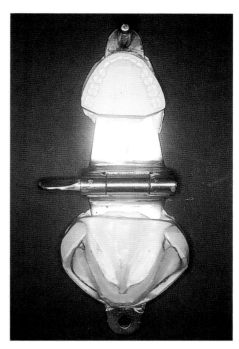

图6-5 下颌同样。

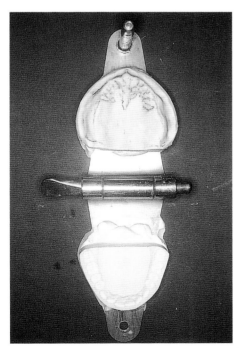

图6-6 去除一次石膏模型上的填凹蜡，在该缝隙中衬垫组织调整剂。

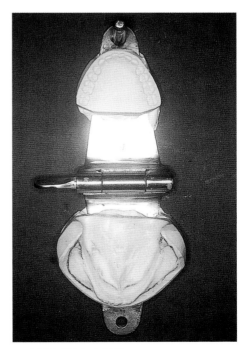

图6-7 下颌按同样方法操作。

2 组织调整剂的实践

迄今为止，笔者已经在临床上尝试了国内外各种组织调整剂。虽然Dr.Pound在治疗义齿上（Personalized Denture Procedures）采用Hydro-Cast，但笔者认为"松风组织调整剂"几乎能满足上述所有性能要求，这是横田义齿系统必不可少的组织调整剂（图6-8 ~ 图6-33）。

嘱患者在日常生活中使用带有组织调整剂的诊断义齿，经数次调整合适，在组织调理的同时制取动态印模。

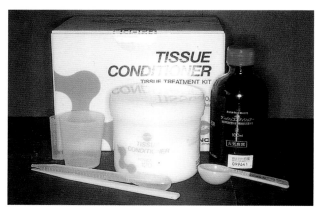

图6-8 横田义齿系统采用"松风组织调整剂"。该材料具备表面性状好，能长期保持弹性、不易污染及操作性能好等特点，是值得推荐的材料。以前，笔者也曾用过众多其他品牌的同类材料，结果并不满意。可以说，正因为有松风组织调整剂，笔者才能构建完整的横田义齿系统。

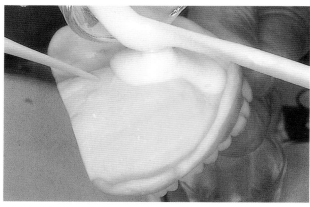

图6-9 按正确的比例调和组织调整剂，迅速构筑在诊断义齿的组织面。

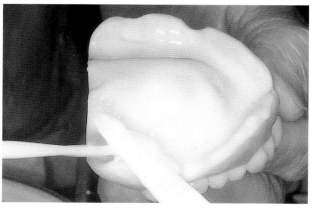

图6-10 尽量在组织面构筑厚度均匀的组织调整剂层，此外，还要充分构筑在基托边缘。

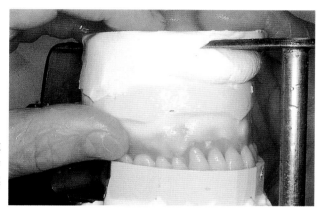

图6-11 构筑组织调整剂后，把诊断义齿放回模型原位，合拢简易骀架。本步骤经除蜡，去除了先前用Diaphragm Wax的缓冲填凹层，在空隙里衬垫组织调整剂层。用手指修整被挤压到基托边缘外侧的组织调整剂层的形态。

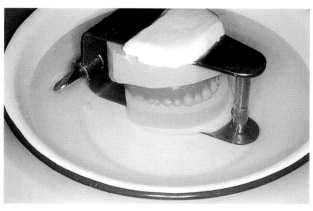

图6-12 把已合拢的简易骀架浸入温水，在温水里放入义齿清洁片，浸泡约3分钟，用温水加速组织调整剂的固化。

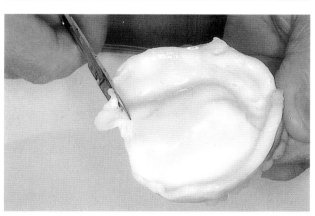

图6-13 待组织调整剂适度固化后，从简易骀架上谨慎取下诊断义齿，用剪刀等去除被挤压出边缘的过剩组织调整剂。

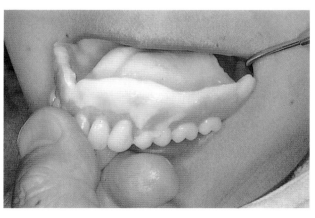

图6-14 把上颌诊断义齿戴入口内。

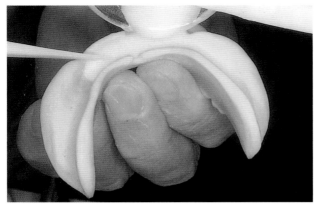

图6-15 在下颌诊断义齿的组织面构筑组织调整剂。

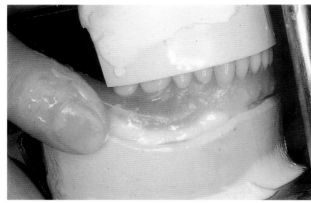

图6-16 把下颌诊断义齿放回𬌗架。按照上颌的同样方法,用温水浸泡。

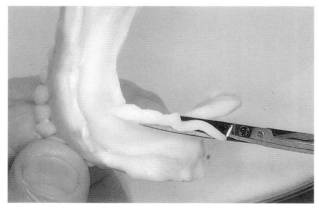

图6-17 从模型上取下义齿,用剪刀去除被挤压出边缘的过剩组织调整剂。

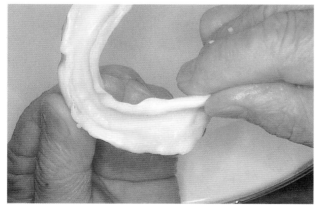

图6-18 用手指将由组织调整剂构成的基托边缘调整至平顺光滑后,戴入口内。

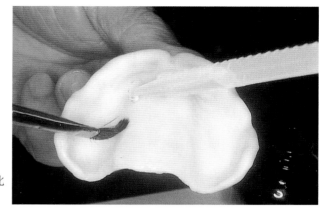

图6-19 在组织调整剂层的表面滴数滴组织调整剂的液体。此举不仅能使组织调整剂表面光洁，还能保持弹性。

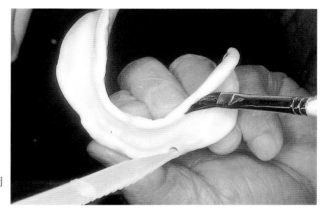

图6-20 按上述同样方法，在下颌诊断义齿的组织面滴组织调整剂的液体。

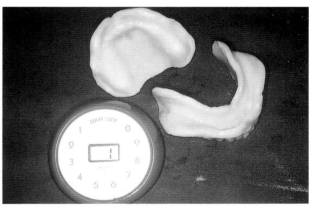

图6-21 保持该状态在室温环境中放置约3分钟。然后，把上下颌诊断义齿戴入口内，嘱患者按日常习惯行使包含咀嚼和发音在内的口腔功能运动。

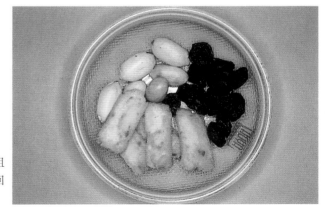

图6-22 衬垫组织调整剂后，在临床上嘱患者做咀嚼测试，咀嚼较硬的花生、年糕片、葡萄干等食物。此外，还要嘱患者回家后完全遵从原有的饮食习惯。

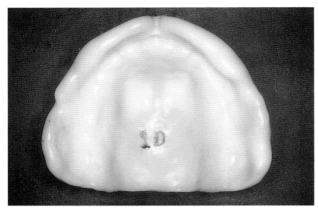

图6-23 初戴当天由组织调整剂层构成的上颌诊断义齿组织面。

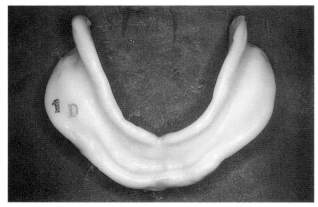

图6-24 由组织调整剂层构成的下颌诊断义齿组织面。

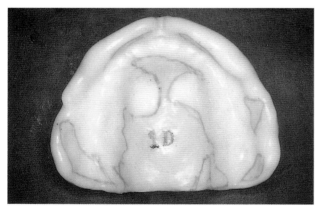

图6-25 仔细观察上颌诊断义齿组织面的组织调整剂层厚度。红线区域是组织调整剂层的厚度不足处。因此，该处无法向黏膜均匀地传导咬合压力。通常在上颌结节的颊侧及腭中缝等处，组织调整剂层的厚度有变薄的倾向。

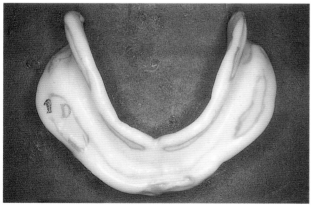

图6-26 仔细观察下颌诊断义齿组织面的组织调整剂层的厚度。发现在舌侧从相当于舌下腺朝下颌舌骨嵴的区域及颊侧的颊棚处组织调整剂层的厚度不足。

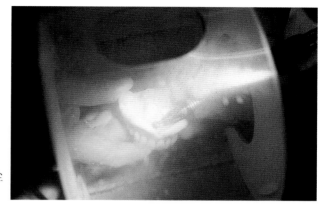

图6-27　为防止基托或组织调整剂碎屑、粉末的飞溅，在防尘罩里磨除组织调整剂的菲薄处。

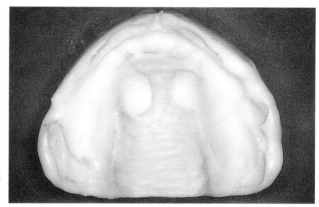

图6-28　磨除、调改上颌诊断义齿组织调整剂层的菲薄处，磨除深度设为2mm。

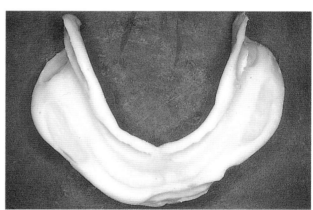

图6-29　同样把下颌诊断义齿组织调整剂层的菲薄处磨除2mm。

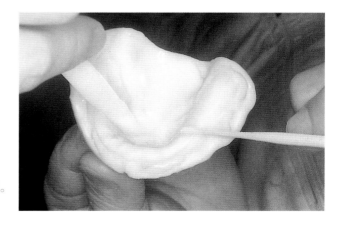

图6-30　在调磨后的基托新生面上适度添加新的组织调整剂。添加时最好一次加足，但这也要依靠临床经验。

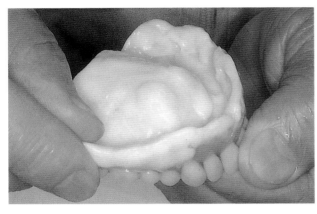

图6-31　用手指捏制由组织调整剂层构成的粗略的边缘形态。为易于操作，手指上先蘸取一些组织调整剂的液体。

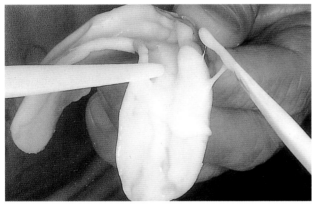

图6-32　同样在下颌诊断义齿上适度添加组织调整剂。

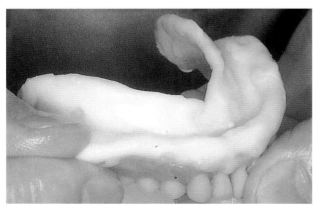

图6-33　修整组织调整剂层的边缘。尽量使组织调整剂层的厚度均匀，嘱患者按日常习惯使用诊断义齿。

3　在组织调理过程中发现咬合的变化

　　诊断义齿衬垫组织调整剂后，嘱患者按照日常习惯使用诊断义齿。患者使用诊断义齿行使咀嚼、发音、吞咽及其他各种口腔功能运动的当天或2~3天后，时常会发生下颌后退现象。笔者认为这是"牙与下颌的复苏现象"（图6-34~图6-36）。戴入新义齿后，因为上下颌人工牙列的咬合感觉复苏，下颌自然会寻找更舒适、更稳定、更正确的颌位，因此下颌会后退（图6-37~图6-46，图6-49~图6-56）。

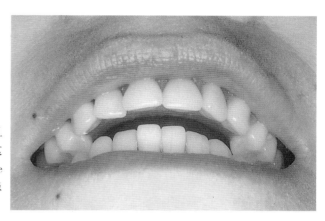

图6-34　横田义齿系统与传统义齿的不同点是使用完全不痛且舒适的诊断义齿，有时会遇到下颌正确回到正中𬌗的现象。这是"牙与下颌的复苏现象"（Phenomenon of the Restration of the Teeth and Jaw），该新颌位是临床上非常重要的变化。有些患者在衬垫组织调整剂的当天就会发生此类现象。

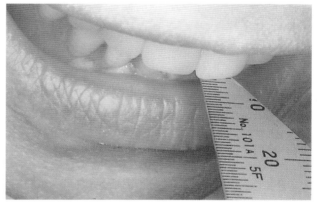

图6-35　因牙与下颌的复苏现象，下颌后退。观察诊断义齿前牙区的覆盖能发现此类变化。

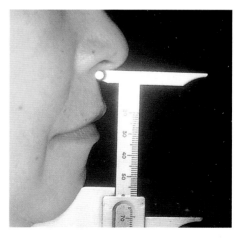

图6-36　用游标卡尺测得垂直距离由63mm变为69mm。

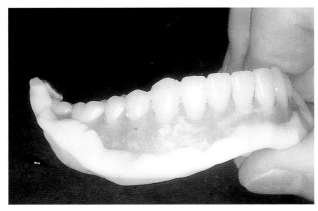

图6-37 正在使用的诊断义齿。

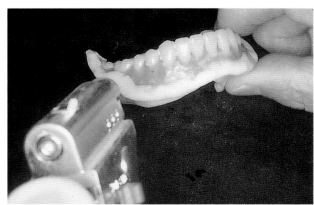

图6-38 因为出现了新颌位，需拆除并重新排列下颌诊断义齿的后牙区人工牙。用火焰枪略加热瓷牙，使瓷牙周围的基托受热软化，以便撤除瓷牙。

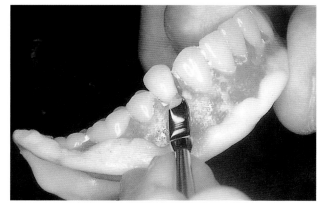

图6-39 用雕刻刀拆除尚热的瓷牙。

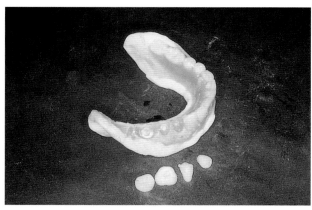

图6-40 撤除瓷牙。

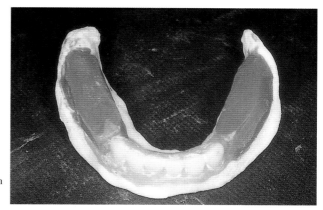

图6-41　在已撤除瓷牙的区域，放置Soft Bite Registration Wax，重新确定颌位关系。

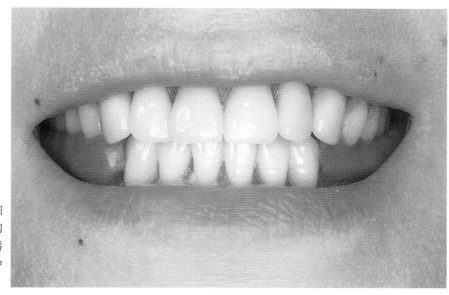

图6-42　试戴上下颌诊断义齿。仔细检查并调整前牙的覆盖、上下颌中切牙是否与中线一致、上下颌前牙与唇部的平衡感等。很少会发生上下颌中线朝两侧移位的情况。

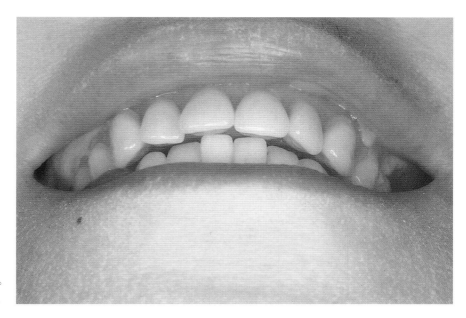

图6-43　还需要从下方朝上方观察。上下颌前牙需具备合适的覆盖、覆𬌗。

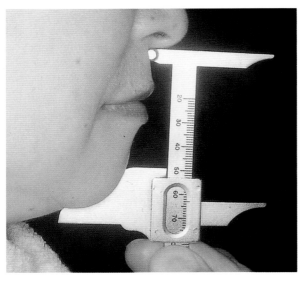

图6-44　用游标卡尺再次检查垂直距离。

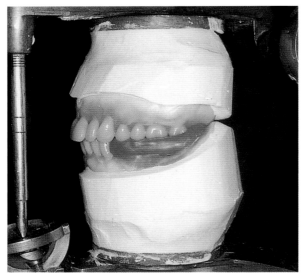

图6-45　需预先在诊断义齿组织面的组织调整剂表面充分涂布石膏分离剂，把重新确定了颌位关系的诊断义齿固定在半调节粭架上。

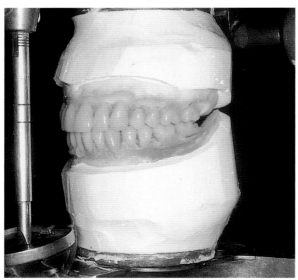

图6-46　重新排列下颌后牙。需重现舌侧集中粭的咬合关系。预先用自凝树脂固定人工牙。用自凝树脂完成基托磨光面的形态后打磨抛光。嘱患者使用新的下颌诊断义齿。

咬合复苏现象

诊断义齿衬垫组织调整剂后，很多患者在较短时间内，出现固有颌位的复苏现象。

因为患者曾用过不符合生理功能的旧义齿，使口腔生理环境、肌肉及颞下颌关节形成了异常的下颌运动，导致颌位不稳定。更确切的原因是由基托下方的黏膜与颞下颌关节及肌肉积聚了应激反应的结果。在临床上诱发基托下方黏膜的压痛、因人工牙磨耗造成垂直距离下降、下颌前伸、肌肉疲劳、颞下颌运动异常等（图6-47）。

诊断义齿组织面衬垫组织调整剂后，纠正了由旧义齿造成的错误颌位。诊断义齿的稳定性更好，即使上下颌人工牙紧密咬合也不会产生疼痛，良好的贴合产生了舒适感，在完全放松状态下，形成了新的颌位。这是由于下颌重新回归到正确的颌位（图6-48）。

此时，需参考下颌的横田中线仔细观察颌位恢复情况。

经过一个阶段的治疗，直到找到患者最舒适的颌位为止，期间需耐心调整组织面及𬌗面。

不要让患者觉得使用全口义齿是负担，患者积极配合是无牙颌修复最重要的基石，笔者确信这也是无牙颌修复完成的前提条件。

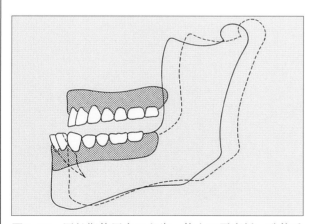

图6-47　因长期使用全口义齿，使人工牙磨耗，致使垂直距离下降，导致习惯性下颌前伸及下颌运动异常（由虚线变为实线）。

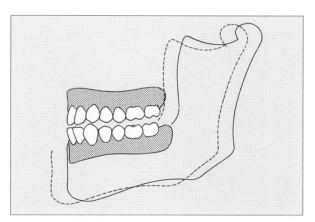

图6-48　经使用舒适的诊断义齿，找到患者固有的、使患者满意的颌位，这称为咬合复苏现象（由虚线变为实线）。

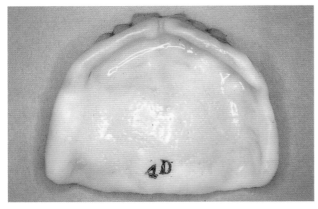

图6-49　上颌诊断义齿衬垫组织调整剂后第4天的组织面观。

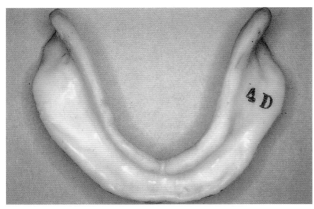

图6-50　下颌诊断义齿第4天的组织面观。

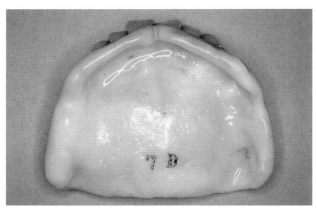

图6-51　上颌诊断义齿第7天的组织面观。随着时间的推移，能观察到由组织调整剂构成的基托边缘形态及整体"光泽"等发生了变化。

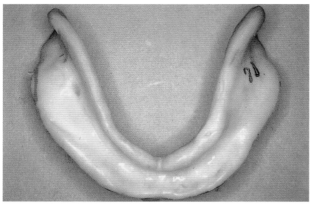

图6-52　下颌诊断义齿第7天的组织面观。经充分的组织调理，使用7天前后是阶段性评估周期。几乎所有的病例，组织调整剂与义齿周围组织及基托下方的黏膜更为贴合。

图6-53 诊断义齿的冠状面。前牙区兼顾了美观及发音功能，后牙区重视咀嚼效率和义齿稳定，按舌侧集中骀排列了人工牙列。形成了与口腔功能运动相宜的基托磨光面形态。由不产生疼痛的组织调整剂构成了义齿的组织面，这有助于义齿的固位和稳定。

可以毫不夸张地说：横田义齿系统就是诊断义齿的制作体系。

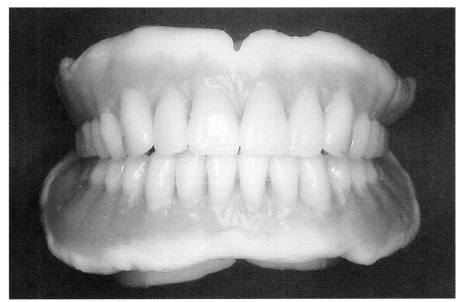

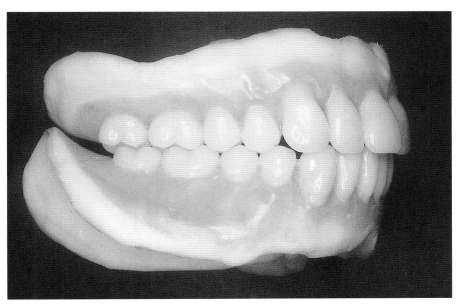

图6-54 右侧观。

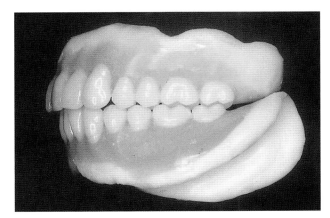

图6-55 左侧观。

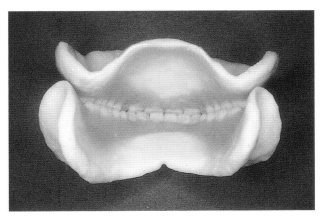

图6-56 舌侧观。

第7章

诊断义齿的最终调整

横田义齿系统的无牙颌修复从初诊时的诊断检查开始，经过制取印模、模型整形、确定颌位关系、试戴蜡义齿、制作诊断义齿、组织调理、精密聚合、完成终义齿等多个步骤（图7-1～图7-20）。因为每个步骤都会影响后续操作，因此任何一个步骤都不可马虎。有时，口腔医生会感到紧张，这反而能感受到无牙颌修复的乐趣。

口腔医生把呕心沥血完成的全口义齿戴入患者口中，义齿不仅与患者的口腔解剖和口腔功能的自身因素相关，还与口腔医生的技能、患者对医疗的理解程度和配合程度、口腔医疗团队的协作能力、口腔新材料及其临床应用等动态因素息息相关。

横田义齿系统的精髓在于运用诊断义齿，这是横田义齿与常规无牙颌修复步骤的最大区别。因此，最大限度地发挥患者的口腔功能是重现全口义齿形态的唯一方法。通常全口义齿的形态与

功能是表里关系，功能完备的全口义齿、美观的义齿形态也会令人爱不释手，义齿的形态越好，就越能够把义齿功能发挥得淋漓尽致。

诊断义齿是为制作终义齿投石问路的石子。这样才能把已记录在诊断义齿上，经组织调理的黏膜和全口义齿的边缘、前后牙排列位置及上下颌合适的咬合关系和咀嚼、吞咽及发音等生理性功能运动重现在终义齿上。

按不同的病例状况，诊断义齿的使用期限为数周至数月。因此，横田义齿系统必须得到患者的理解与支持。与此同时，口腔医生与口腔医疗服务团队团结一致、无微不至的人文关怀是对患者最大的鼓舞。

若患者和口腔医生都对疗效满意，则把诊断义齿的基托置换为PMMA材质。确保模型组织面及人工牙的位置关系不发生移位的前提下，完成基托磨光面形态（图7-21～图7-23）。

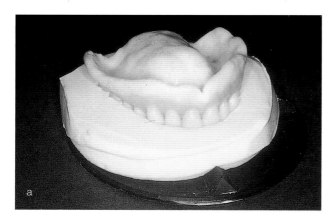

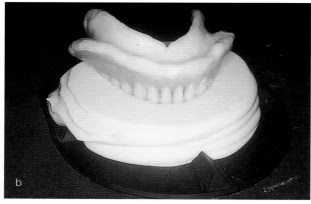

图7-1a，b　用围模石膏制取诊断义齿的人工牙𬌗面石膏定位器。为易于脱卸，把该石膏定位器的底面置于分离复位板上。

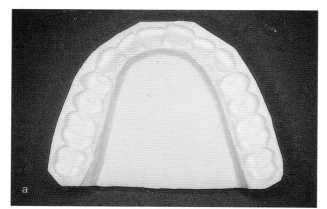

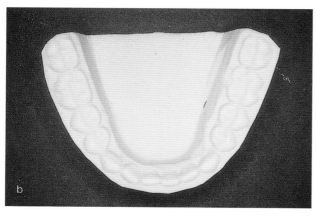

图7-2a，b　按所需规格，用模型修整机修整人工牙𬌗面石膏定位器。

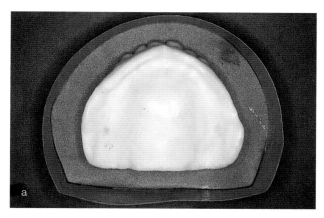

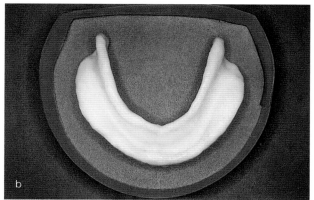

图7-3a，b　围模的目的是正确重现用组织调整剂制取的诊断义齿基托边缘形态。围模材料有专用的围模金属板、围模专用蜡片、封箱带等。笔者采用了封箱带围模。

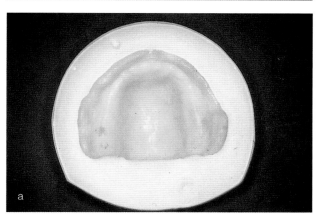

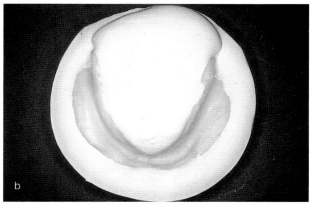

图7-4a，b　围模后注入围模专用石膏，石膏不要触及基托边缘。虽然，围模专用石膏的变形小，但为了易于用石膏剪刀剪断石膏定位器，也为了防止撤除石膏定位器时损坏人工牙，所以制造商特意调整了围模专用石膏的硬度和脆性。

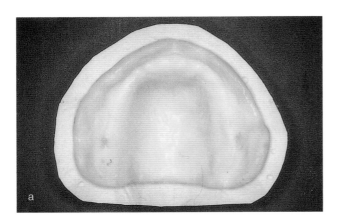

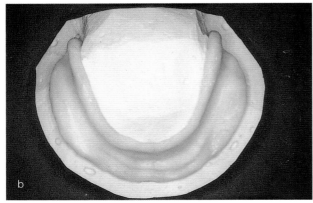

图7-5a，b 修整人工牙殆面石膏定位器的形态。修整时，需兼顾工作模型的尺寸，确保工作模型边缘外侧保留5～6mm的宽度。

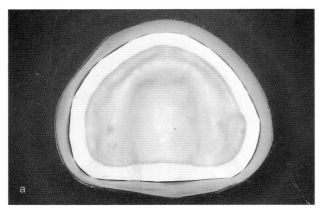

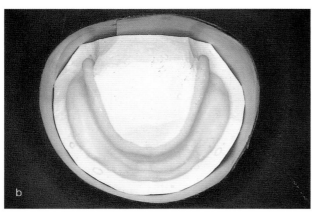

图7-6a，b 在人工牙殆面石膏定位器的外侧贴封箱带。

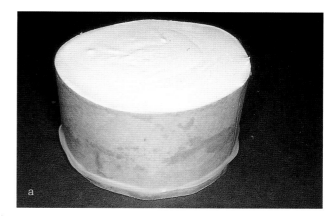

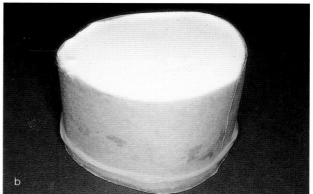

图7-7a，b　用SR-IVOCAP系统的专用石膏浇筑工作模型。虽然SR-IVOCAP系统的基托材质是PMMA，但聚合时产生的热收缩、聚合收缩的变形量即使再小也无法减小为"0"。因此，在将石膏注入工作模型前，预先计算工作模型专用石膏的膨胀量，用石膏的膨胀弥补基托材料的收缩。

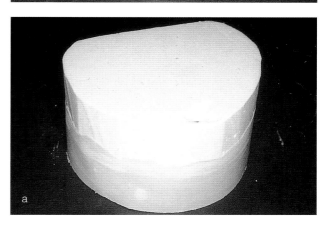

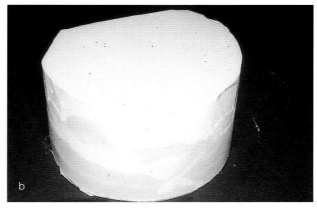

图7-8a，b　石膏固化后，撤除封箱带。已用SR-IVOCAP系统的专用石膏制作了工作模型，也用围模石膏制作了人工牙殆面石膏定位器。

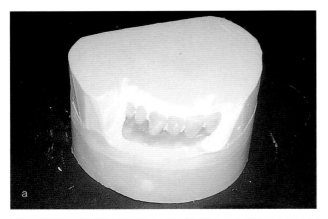

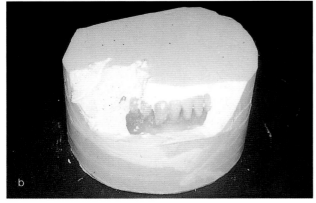

图7-9a，b　用石膏剪刀易于撤除人工牙殆面石膏定位器。

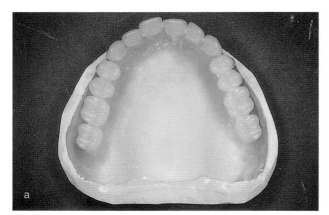

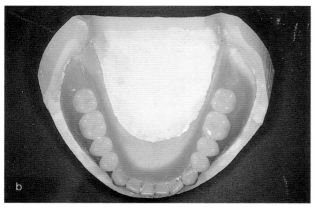

图7-10a，b　在不损伤人工牙、基托的前提下，谨慎分离人工牙殆面石膏定位器，完整地暴露诊断义齿。

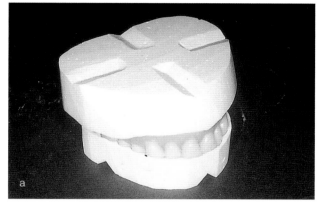

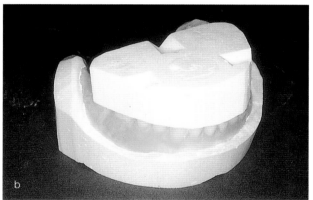

图7-11a，b 把工作模型的底面做成易于脱卸的分离复位形态。

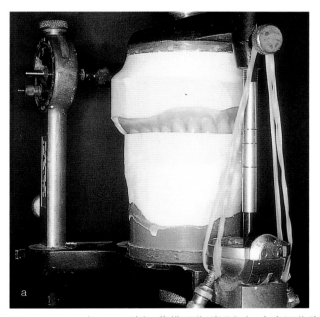

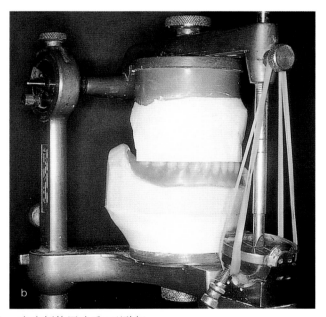

图7-12a，b 把上、下颌工作模型分别固定在2台半调节𬌗架上。本病例使用哈氏H型𬌗架。

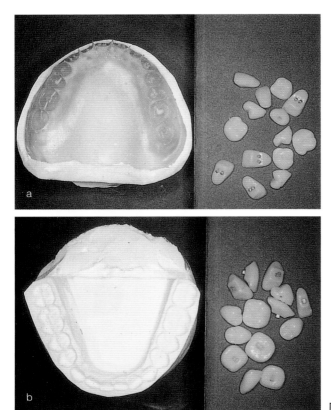

图7-13a，b　先加热瓷牙，然后拆除所有瓷牙。

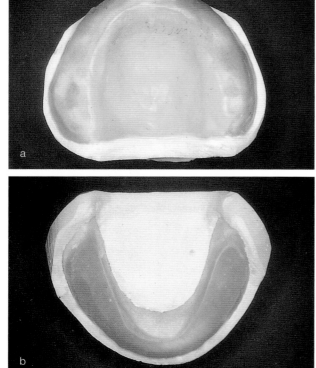

图7-14a，b　为预留出基托磨光面蜡型所需的空间，磨除塑料基托表面。

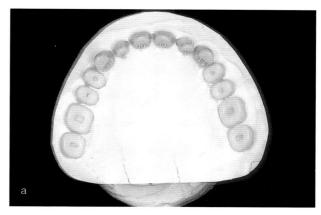

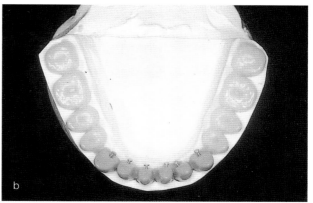

图7-15a，b 在确保人工牙不发生移位的前提下，把已拆除的人工瓷牙正确置于人工牙𬌗面石膏定位器中。

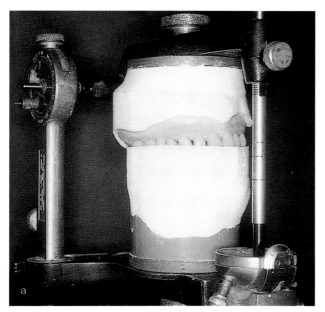

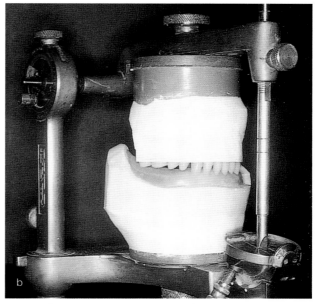

图7-16a，b 在𬌗架上，使人工牙的切缘及𬌗面完全嵌入人工牙𬌗面石膏定位器的正确位置，并确保人工牙盖嵴面不干涉塑料基托的表面。

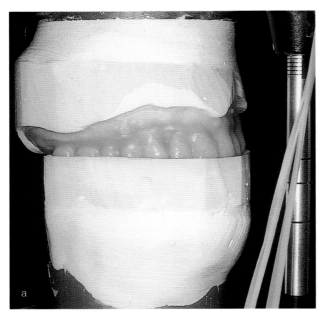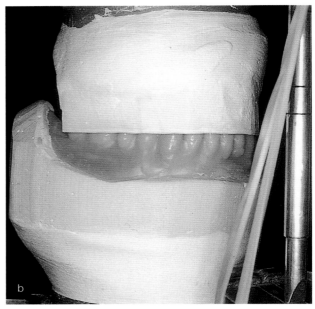

图7-17a，b 确保切导针不升高的前提下，用排牙蜡把人工牙固定在塑料基托上，完成符合美观、功能需求的基托磨光面形态。

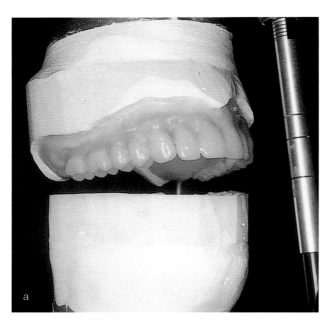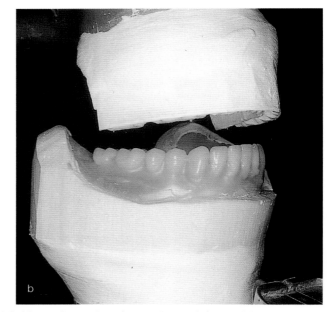

图7-18a，b 蜡的膨胀、收缩量之大完全出乎笔者的意料。在加蜡过程中，必须注意人工牙不得移位。固定好所有人工牙后，还需要检查𬌗架的开闭是否流畅。

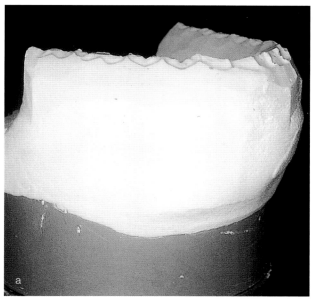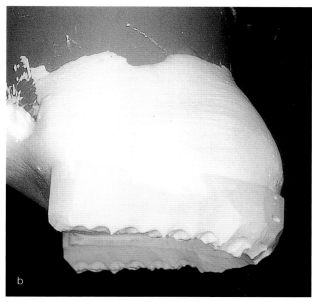

图7-19a，b 为便于检查人工牙列是否正确复位，磨除人工牙殆面石膏定位器的颊侧。由此易于检查人工牙与人工牙殆面石膏定位器之间的接触关系。

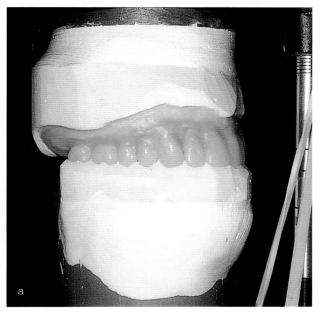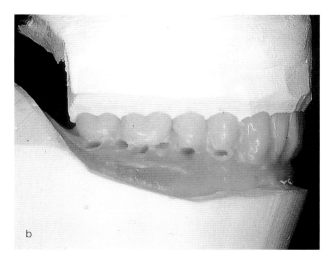

图7-20a，b 人工牙列已处在人工牙殆面石膏定位器的正确位置。若人工牙与定位器之间有误差，可把蜡烫软，使之紧密接触。

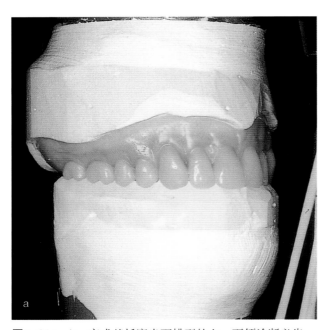

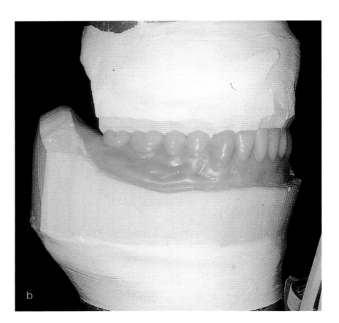

图7-21a，b 完成基托磨光面蜡型的上、下颌诊断义齿。

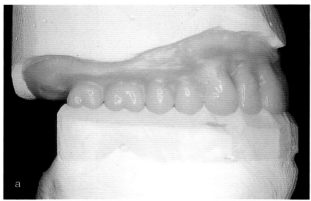

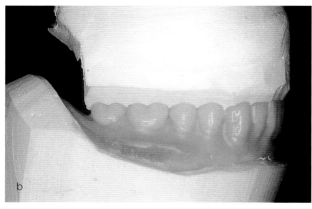

图7-22a，b 人工牙列已处在人工牙殆面石膏定位器的正确位置。

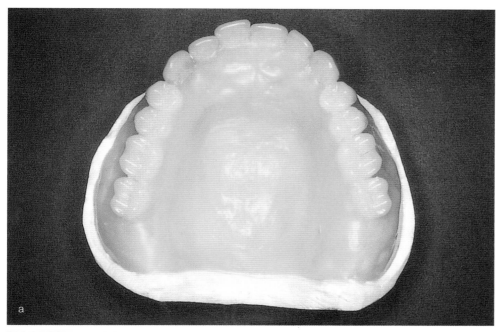

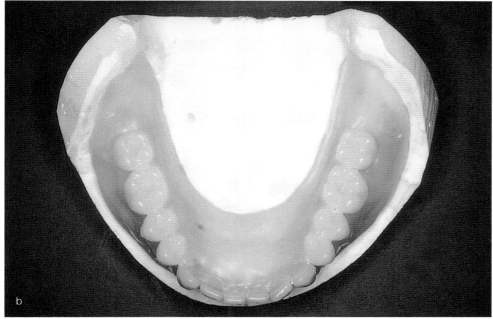

图7-23a，b　完成终义齿蜡型后。经多次重衬组织调整剂，制取人工牙𬌗面石膏定位器，期间还做过多次工作模型，费尽周折总算苦尽甘来。原则上，为了把不可抗拒的解剖学形变及口腔材料的误差、技术失误等降低到最低限度，以上这些步骤都是必不可缺的。

第8章

树脂聚合

在无牙颌修复过程中，既包括检查诊断、制取印模、排列人工牙、确定颌位关系、赋予人工牙的殆型、用诊断义齿做组织调理等临床步骤，也包括技工方面的操作步骤。这些步骤必然存在口腔材料学方面的误差和技术误差，横田义齿系统已尽可能把这些误差降低到最低限度。即使完成了诊断义齿，因为树脂聚合不当，可能会让无牙颌修复的所有成果都前功尽弃。

必须把因聚合影响义齿尺寸精度的材料膨胀及收缩变形控制在最低限度，才能最大限度地发挥树脂基托材料的物理性能。影响聚合精度的因素有聚合方法的选择、包埋材料及包埋方法、树脂的粉液比例、粉液混合条件、树脂充填方法、型盒产生的变形、充填时有无菲边、树脂的加热固化条件等。

迄今为止，前辈们研究并发表了多种材料、充填方法、聚合方法的文献，并且笔者也曾在临床上尝试过各种聚合方法。横田义齿系统费尽周折地选择了当今最好的SR-IVOCAP聚合系统（图8-1、图8-2）。该系统由欧洲的列支敦士登公国的义获嘉（Ivoclar）公司开发，是聚合精度非常出色的充填压力持续型加热固化聚合系统（图8-3～图8-20）。

SR-IVOCAP的特点如下：

1. 使用从充填口的远端开始引发聚合反应的专用型盒，并采用特殊的加压聚合设备。

2. PMMA单体与粉剂按特定粉液比例罐装在胶囊里，用离心机高速混合5分钟即可形成均质、无气泡的面团期。胶囊里剩余的树脂能长期保持可塑性（在低温环境里能储存5天），经济性好。

3. 无论是已充填的树脂在加热聚合到100℃的过程中，还是在冷却时全程都能保持6个大气压的充填压力，以持续施压充填弥补聚合收缩。

4. 采用能加大石膏膨胀的专用石膏，补偿树脂的聚合收缩。

加入该聚合系统组成了横田义齿系统。

在SR-IVOCAP系统聚合操作过程中，都合理地解决了控制材料本身膨胀和收缩的问题。虽然

笔者认为该聚合系统早期的售价确实昂贵，但若体验过全口义齿完成后的精度及其硬度，会令人觉得物超所值。此外，无论对口腔医生，还是对患者来说，把终义齿的调改量降低到最低限度是最大的福音。

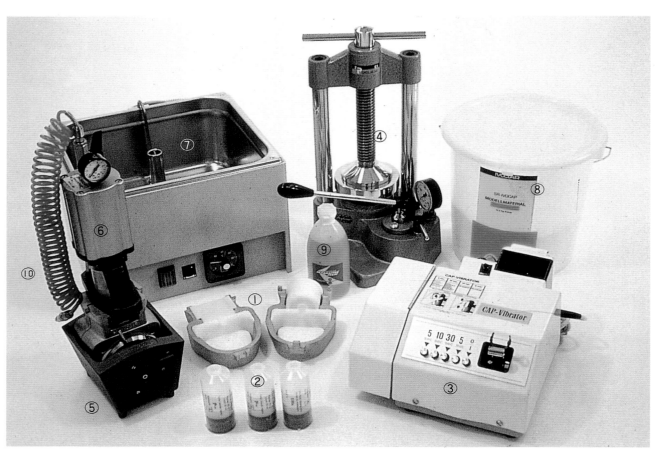

图8-1　SR-IVOCAP系统的组成。①专用型盒（覆盖了隔热材料，使热量从型盒下方朝上方充填口的方向传导）；②SR-IVOCAP树脂（树脂分装在胶囊里）；③离心调拌机（高速调拌SR-IVOCAP胶囊的设备）；④油压机（对型盒夹施加3吨的压力）；⑤型盒夹（使型盒保持3吨的压力）；⑥充填机（SR-IVOCAP的充填设备）；⑦聚合器；⑧专用石膏；⑨分离剂（石膏与树脂的分离剂）；⑩输入6个大气压的压缩空气管。

*横田义齿系统使用GC公司生产的PLASTONE L石膏。该石膏膨胀小、精度好、固化后致密，且表面非常光洁。聚合后也易于开盒。

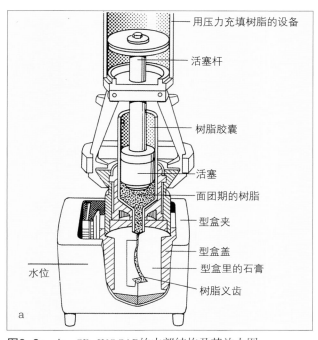

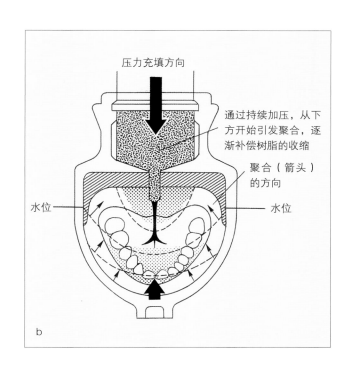

图8-2a，b SR-IVOCAP的内部结构及其放大图。

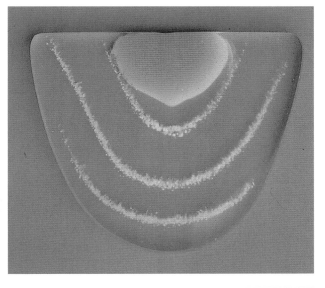

图8-3 SR-IVOCAP具有出色的聚合精度。图为用5个以上的大气压聚合的透明树脂（IVOCAP透明色），聚合体无气泡且质地均匀。聚合时若故意解除压力，边缘会产生气泡。图中粉红色树脂表示在透明树脂的聚合收缩区域，粉红色树脂补偿了聚合收缩。

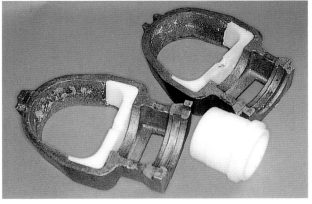

图8-4 IVOCAP 专用型盒。型盒上部及侧面覆盖了隔热材料，型盒特意设计成从下方向上方聚合的模式。

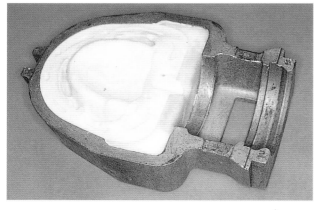

图8-5 按照SR-IVOCAP的方法，用型盒包埋上颌模型，石膏固化除蜡后的下型盒。在上颌工作模型及其周围涂布分离剂。

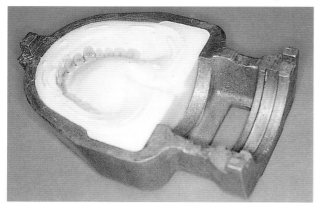

图8-6 同一套型盒的上型盒。谨慎除蜡，检查人工牙是否移位，仔细地涂布分离剂。

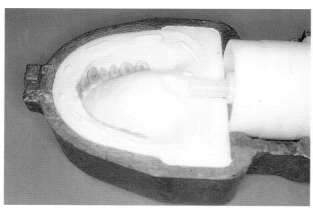

图8-7 包埋时在型盒上装载白色充填口。充填口的作用是充填SR-IVOCAP树脂。在有人工牙的上型盒挖直径为3～5mm的铸道。

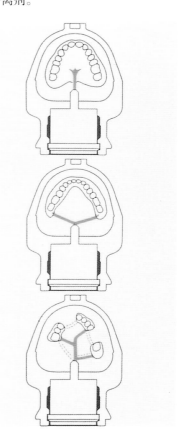

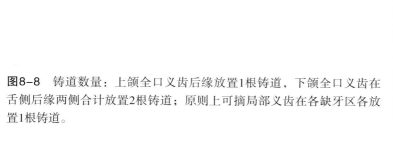

图8-8 铸道数量：上颌全口义齿后缘放置1根铸道，下颌全口义齿在舌侧后缘两侧合计放置2根铸道；原则上可摘局部义齿在各缺牙区各放置1根铸道。

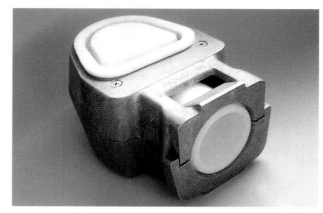

图8-9　上下型盒合拢后。

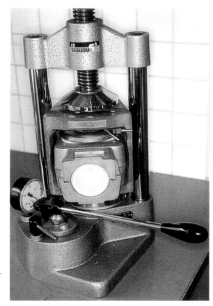

图8-10　上下型盒合拢后，放入型盒夹，用油压机施加3吨的压力。调节型盒夹的棘轮柄，使型盒夹保持3吨的压力。

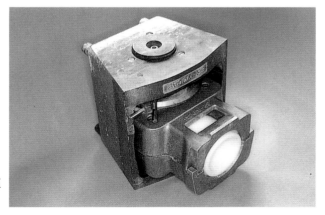

图8-11　从油压机撤除型盒夹后。因型盒夹已保持了3吨的压力，以此把充填和聚合时的树脂变形抑制在最低限度。

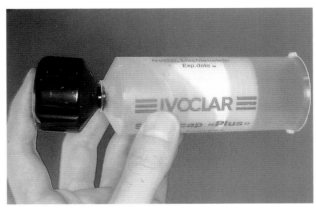

图8-12 已按特定的粉液比例罐装在SR-IVOCAP胶囊里的单体与树脂粉末。

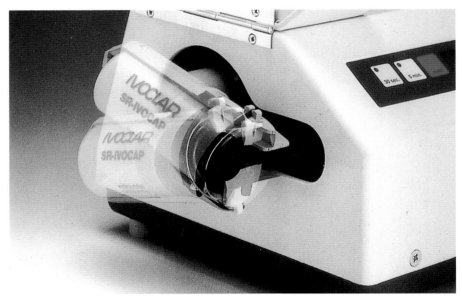

图8-13 在离心调拌机上装载SR-IVOCAP胶囊，高速调拌5分钟。

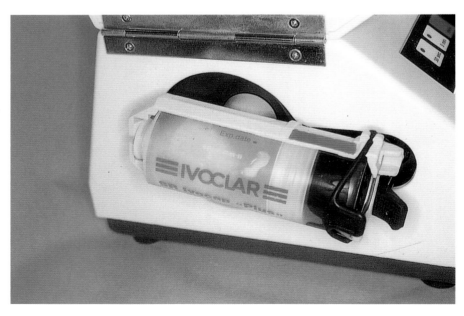

图8-14 经高速调拌5分钟，SR-IVOCAP树脂进入无气泡且质地均匀的面团期。

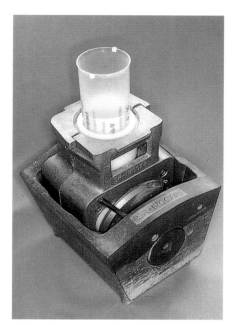

图8-15 竖置图8-11的型盒夹，把SR-IVOCAP胶囊塞入充填口。

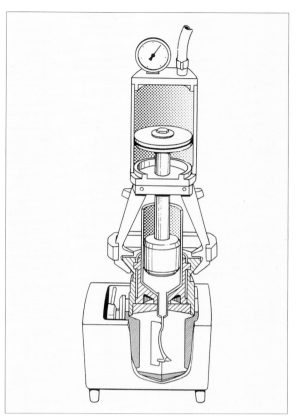

图8-16 把充填机的栓塞置于图8-15的SR-IVOCAP充填口，并固定牢固。在室温环境用6个大气压加压5分钟。

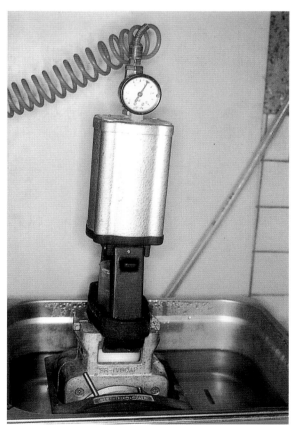

图8-17 型盒保持6个大气压的状态下置于聚合器。直接置于100℃的沸水中聚合35分钟。

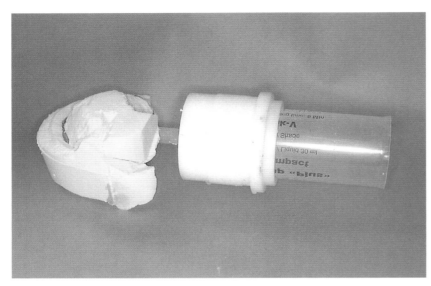

图8-18 聚合35分钟后，依然保持6个大气压，在水中自然冷却20分钟。然后，解除压力并在室温环境自然冷却10分钟。经合计30分钟的冷却，开盒取出义齿。谨慎地去除石膏。

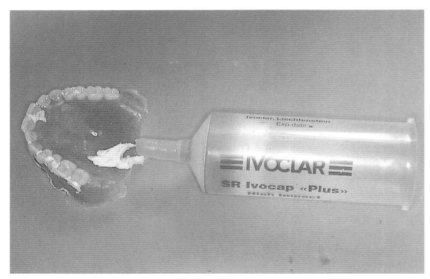

图8-19 开盒去除石膏后。SR-IVOCAP充填口通过铸道与全口义齿连接在一起。

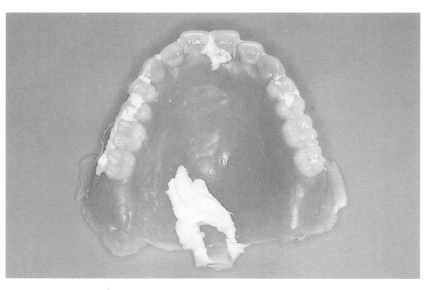

图8-20 截断铸道后的上颌全口义齿（其他病例）。

第9章

横田义齿的完成与愈后、调改

1 完成

根据患者的生理、解剖、功能、美观、心理的需求，采用横田义齿系统完成了新的全口义齿。笔者认为读者已认识到横田义齿与传统的全口义齿相比，各个步骤都有很大差异（图9-1～图9-9）。

用横田义齿系统修复无牙颌的疗程确实很长，客观上增加了患者的复诊次数。若从老年人的时间、精力、经济负担方面考虑，确实增加了患者的负担。但很遗憾，笔者找不到更好的治疗方案。

因此，需向患者充分解释，为把因长期使用不良义齿造成的黏膜刺激及颞下颌关节、患者的心理伤害恢复到正常状态，需要很长的治疗时间，由此使患者积极配合治疗。

无牙颌修复是口腔修复临床的"尽头"，若患者对疗效满意，即便患者费尽周折来到这个"尽头"，依旧期待延续幸福快乐的人生。通过无牙颌修复，若能为患者的幸福生活尽微薄之力，这不仅是口腔医生的荣幸，也是口腔医生的梦想和乐趣。

人的一生始于"米汤"而终于一碗"临终之水"，一生得以循环。俗话说"人是铁，饭是钢"，常人体会不到无牙颌患者无法细嚼慢咽的痛苦。笔者确信具备"不痛""嚼得动""易于发音""义齿稳定不脱落""年轻美丽""无须后续修改""与身心相协调"等特征的全口义齿，对无牙颌患者来说是最好的礼物。

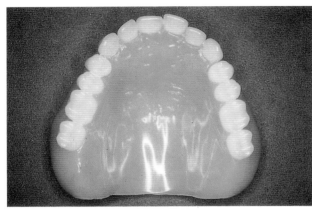

图9-1　上颌横田义齿的𬌗面观。基托与人工牙的规格及排列位置的平衡感良好。上颌义齿后缘的位置也合适。

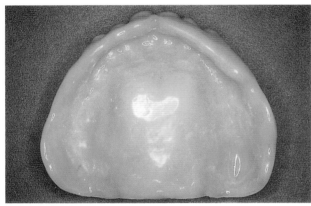

图9-2　图9-1的组织面观。基托边缘的厚度合理。正确重现了两侧翼上颌切迹之间的连接区域。

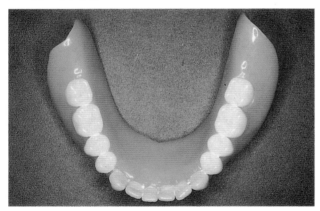

图9-3　下颌横田义齿的𬌗面观。观察后牙舌侧与磨牙后垫的关系，能充分理解横田止线。此举还能充分保证舌的运动空间。

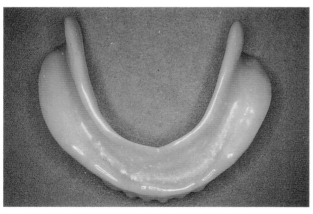

图9-4　图9-3的组织面观。颊棚区的基托变厚。在舌侧从舌系带至下颌舌骨嵴呈流畅衔接的曲线，基托边缘的厚度合适。

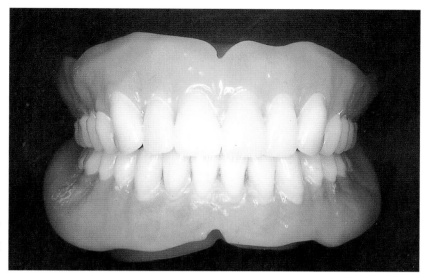

图9-5　上下颌横田义齿的冠状面。上下颌全口义齿的中线一致，颊侧基托磨光面突度的平衡感良好。

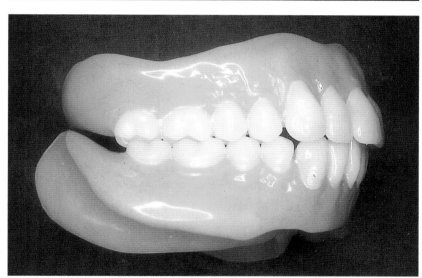

图9-6　图9-5的上下颌横田义齿的右面观。前牙区上下颌人工牙的覆𬌗、覆盖关系及后牙区舌侧集中𬌗的情况良好。

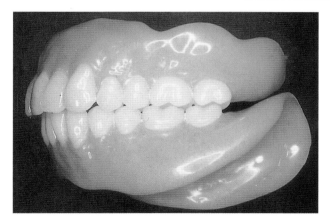

图9-7　图9-5的上下颌横田义齿的左侧观。与右侧同样，舌侧集中𬌗的情况良好。

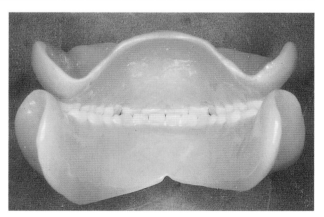

图9-8　在口腔外，从后方观察横田义齿上下颌的咬合关系。上颌两侧翼上颌切迹与下颌两侧磨牙后垫呈对称的位置关系。

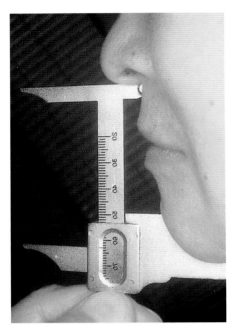

图9-9 横田义齿的初戴，检查垂直距离，确定咬合关系无变化。

2 愈后、调改

采用横田义齿系统制作全口义齿，原则上无须在患者口内调改终义齿。该系统笔者已经使用10年了，几乎所有病例都不需要调改。但因患者有个体差异，兴许有时也要调改。尽管如此，无论是在组织面还是在人工牙的𬌗面仅做最少量的调改。

经5～10年的长期使用，若义齿组织面不贴合，也可在口内直接衬垫。迄今为止，笔者从未遇到因人工牙的磨耗提出更换人工牙的需求。若发生人工牙折裂，因病历已录入人工牙的类别和型号信息，能立即更换。

对患者来说，不痛、咀嚼稳定，同时兼顾发音与美观的全口义齿是最好的礼物。

横田义齿作为人造器官，是与患者的生活节奏相宜的"精神支柱"，深受众多患者的欢迎。

第10章

病例展示

笔者从事口腔临床医疗事业已经超过半个世纪。笔者曾讲述在1971年跟随Dr.Pound学习"不拘一格，创新思维的无牙颌修复方法"之后，已经领悟了"采用兼备黏膜调整材料和印模材料作用的组织调整剂，从诊断义齿到完成终义齿的无牙颌修复方法"。

对笔者来说与Dr.Pound相识是命中注定的。简而言之，他曾提出了"什么才是全口义齿的本质"的问题。他教笔者以全口义齿的本质为出发点，重新认识了全口义齿。仔细研究无牙颌疑难病例，究其原因，可汇总成以下4点：①垂直距离；②𬌗平面；③正中矢状面；④颌位。在疑难病例中几乎都能找到上述条件错误或不合逻辑的设定。

为着重解决这些问题，要点是尊重患者固有的生理功能、心理需求，再通过患者、口腔医生、口腔团队的共同努力，用加强人文关怀的方式解决这些问题。

与Dr.Pound相逢的25年里，笔者在临床上应用了他无牙颌修复的方法，为很多患者缓解了痛苦，治愈患者身心两方面的疾病，为能恢复患者的口腔功能尽了微薄之力而自豪。

笔者还在临床上不断做各种改良并引用新材料，自从1988年起笔者采用了更为进步的无牙颌修复系统将其汇总成横田义齿系统。

本章特别展示了9个病例，都是极为疑难、难以忘怀又戏剧性治愈的病例。若能使读者更深刻地理解横田义齿系统，则不胜荣幸。此外，欢迎读者批评指正，笔者想把读者的建议充分运用在今后的无牙颌修复中。

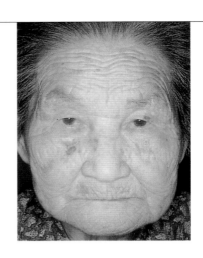

病例 1 咀嚼障碍（1）

患者：女性，88岁。

主诉：咀嚼障碍（垂直距离过低）。

初诊患者正面容貌呈面下部松弛状态，看不到嘴唇，明显察觉到垂直距离过低，是典型的老年人特有容貌。

在旧义齿上经常能看到人工牙𬌗面的磨耗及因过度清扫基托导致组织面产生的磨损、牙槽嵴的进行性骨吸收等，这些原因都会导致垂直距离降低（图10-1-1～图10-1-8）。不过，兴许也会有口腔医生确定了错误的垂直距离情况，因此为制作新义齿必须重新确定合理的垂直距离。由于突然升高垂直距离，有时会造成颞下颌关节的不适或疼痛，采用横田义齿患者能够放心使用是因为该系统遵循义齿逐渐与患者的生理和功能相一致的原则，同时按步骤进行治疗，从而达到更好的疗效（图10-1-9～图10-1-27）。本病例的垂直距离抬高了16mm。

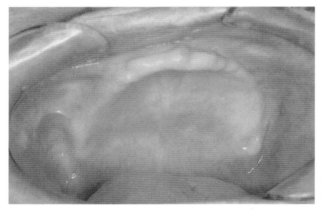

图10-1-1 上颌的口内观察结果。牙槽嵴显著吸收，前牙区有松软牙槽嵴，后牙区的牙槽嵴还在持续吸收。硬腭浅。

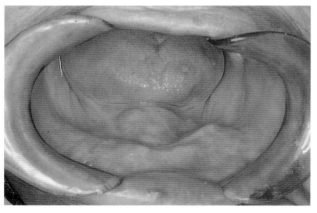

图10-1-2 下颌的口内观察结果。颌骨整体还在吸收，牙槽嵴凹凸不平。舌系带的附着情况一般。

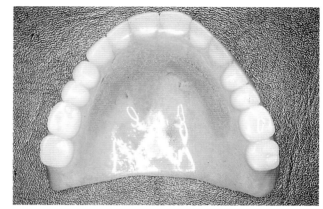

图10-1-3　旧义齿的殆面观。能看到前牙区人工牙显著磨耗，后牙区人工牙的颊舌径似乎过窄。上颌义齿后缘的位置过短。

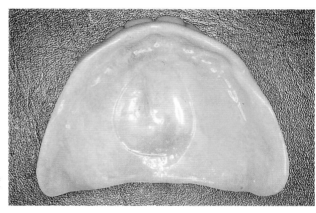

图10-1-4　上颌义齿的组织面观。发现基托边缘过短，且厚度不够。腭中缝曾做过缓冲。

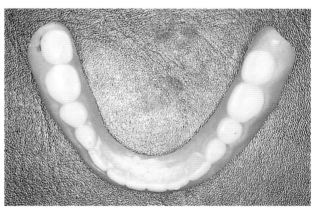

图10-1-5　下颌义齿的殆面观。发现人工牙的宽度和厚度都与基托不协调。前牙区舌侧有大量牙垢。

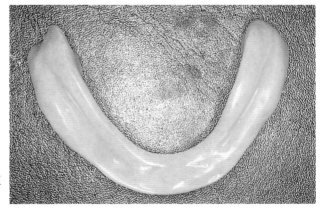

图10-1-6　下颌义齿的组织面观。"呆板"的组织面。后牙区颊侧的颊棚、舌侧的下颌舌骨嵴处基托边缘过短。

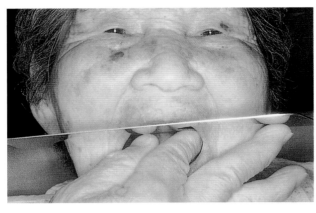

图10-1-7 把上颌义齿戴入口内，用殆平面规检查，发现殆平面与瞳孔连线不平行。

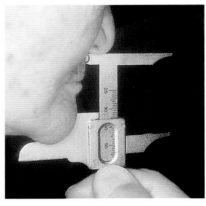

图10-1-8 把义齿戴入口内，测得垂直距离为45mm。

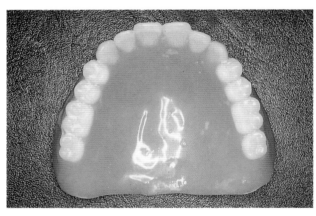

图10-1-9 用横田义齿系统制作的诊断义齿。上颌义齿的殆面观。诊断义齿合理地延伸了上颌义齿后缘的长度，也兼顾了人工牙的排列位置。

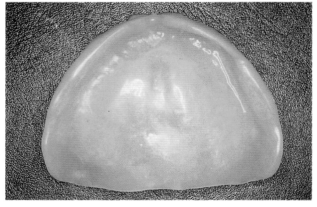

图10-1-10 图10-1-9的组织面观。基托边缘的长度和厚度都合适，还延伸了上颌义齿后缘。

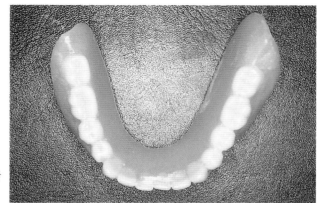

图10-1-11 下颌诊断义齿的𬌗面观。基托充分覆盖了磨牙后垫。但该病例两侧磨牙后垫不对称。

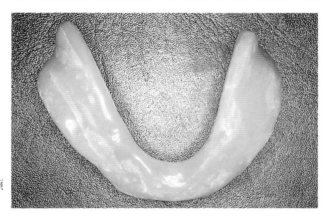

图10-1-12 图10-1-11的组织面观。充分延伸了颊棚、下颌舌骨嵴处的基托边缘长度。

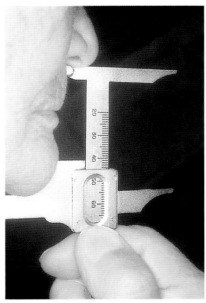

图10-1-13 检查垂直距离。本阶段为55mm。

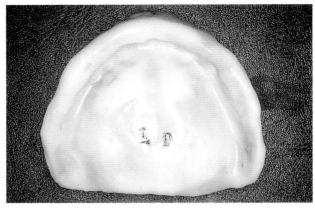

图10-1-14　上颌诊断义齿衬垫组织调整剂第1天的状态。

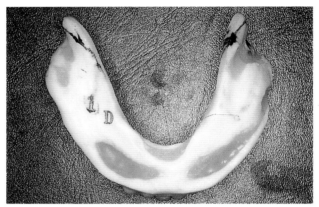

图10-1-15　下颌诊断义齿的状态。去除组织调整剂的菲边后的状态。

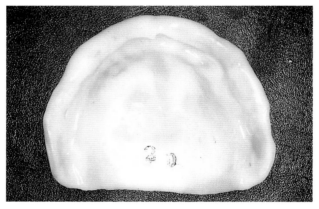

图10-1-16　上颌诊断义齿组织调理第3天的状态。组织调整剂的厚度逐渐变得均匀。

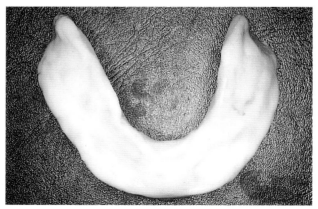

图10-1-17　下颌诊断义齿的状态。

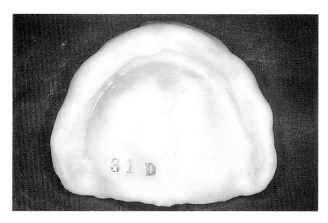

图10-1-18 上颌诊断义齿组织调理第31天的状态。正在充分形成基托边缘。从过去到现在，组织调整剂的厚度更加均匀。与图10-1-14相比有显著变化。

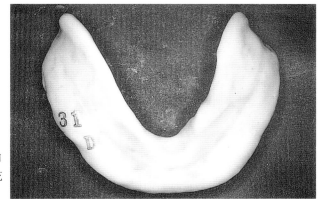

图10-1-19 下颌诊断义齿组织调理第31天的状态。从唇侧口腔前庭向颊棚、从舌系带向下颌舌骨嵴的方向，充分形成了充足的基托边缘。变化程度和上颌同样显著。

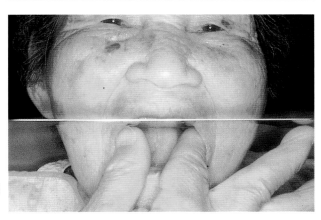

图10-1-20 该阶段再次检查𬌗平面。𬌗平面已平行于瞳孔连线。

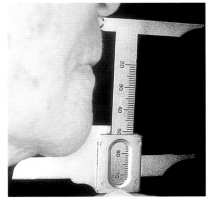

图10-1-21 测量垂直距离。最终的垂直距离为61mm。虽然比初诊抬高了16mm，但患者强调该垂直距离易于咀嚼，舒适性好。首次看到了原先内敛的上下红唇，唇部变得丰满、鼻唇沟消失，已经重现了唇部的鲜艳色彩。

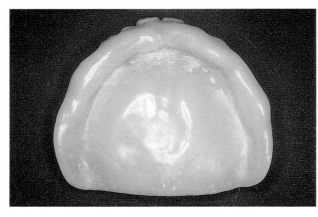

图10-1-22 上颌横田义齿的组织面观。能看到充足的边缘形态和上颌义齿后缘良好的延伸状态。

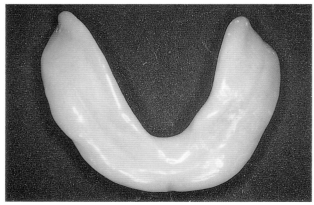

图10-1-23 下颌横田义齿的组织面观。与旧义齿对比，基托面积有天壤之别，组织面"栩栩如生"。

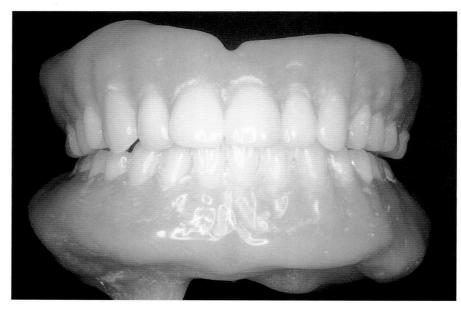

图10-1-24 横田义齿的冠状面。按美观要求排列了人工牙。咬合已稳定的𬌗面。而且，因为基托磨光面的厚度充裕，期待恢复唇侧、颊侧的丰满度。

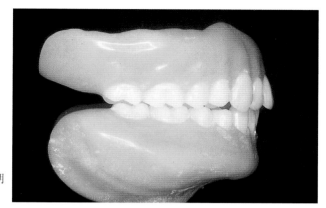

图10-1-25 右侧面观。上下颌的颊侧基托磨光面很丰满。期待该丰满度能起到义齿稳定和丰颊作用。

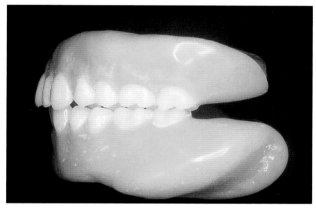

图10-1-26 左侧面观。后牙区上下颌人工牙𬌗面的舌侧集中𬌗的情况也良好。

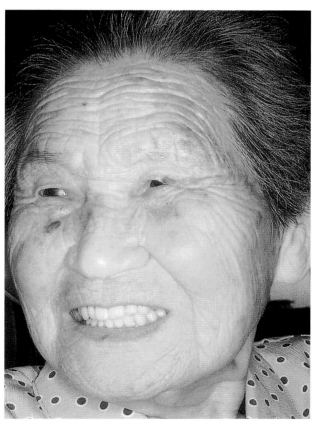

图10-1-27 戴入横田义齿后的状态。从患者的笑颜能了解唇部丰满度和人工牙露出的情况，已恢复面部整体的平衡感。

病例 **2** 上下颌全口义齿无法咬合

患者：女性，71岁。

主诉：上下颌全口义齿无法咬合。

患者在交通事故中受伤已经有3年了，期间她几乎一直卧床不起并未使用上下颌全口义齿。当身体康复后，尝试使用义齿时，颌位已完全改变，义齿已无法使用（图10-2-1）。笔者认为义齿不合适的原因是义齿干燥造成的形变和口腔环境的变化。但该病例并非因交通事故发生头部或下颌的外伤，遗憾的是笔者无法从患者的描述中得知颌位变化之大的原因（图10-2-2～图10-2-12）。

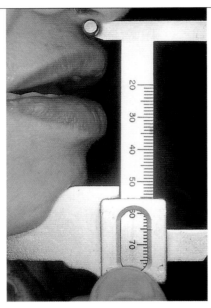

图10-2-1 戴入已有3年未用的旧义齿，测得垂直距离为65mm。

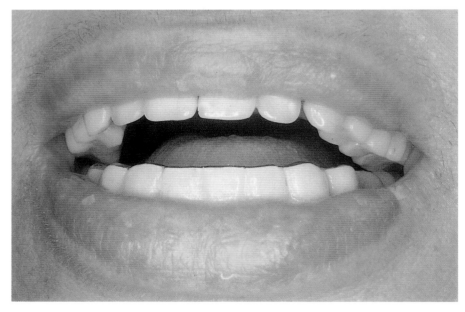

图10-2-2 仅后牙区人工牙有殆接触。3年期间卧床不起，再戴入义齿，为什么义齿的咬合会发生这么大的变化？

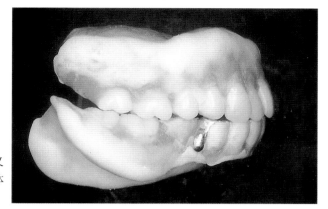

图10-2-3 右侧矢状面。仅在上颌用横田义齿系统做了新义齿，衬垫了组织调整剂。因为下颌义齿是以套筒冠类为固位体的可摘局部义齿，所以沿用下颌旧义齿并做了组织调理。

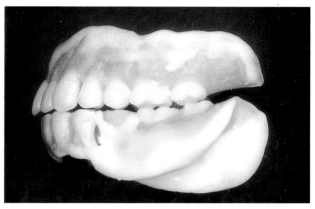

图10-2-4 左侧矢状面。

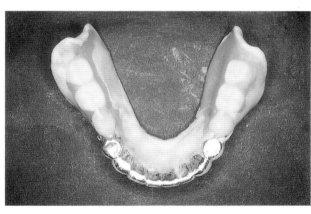

图10-2-5 下颌义齿的殆面观。虽然已撤除了在前牙区和前磨牙区6颗余留牙上的套筒冠的内冠，但按照患者的健康状况没有拔牙，保留了残根。

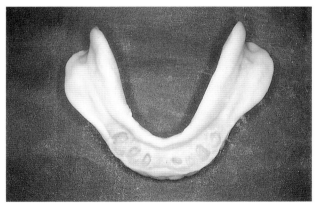

图10-2-6 下颌义齿的组织面观。用组织调整剂制取了残根的印模。

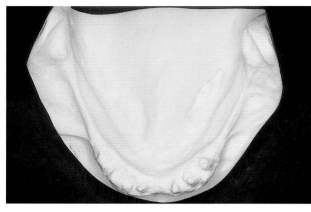

图10-2-7　用组织调整剂制取印模后的石膏模型。对横田义齿系统来说，即使有余留牙也不会影响组织调整剂的使用。

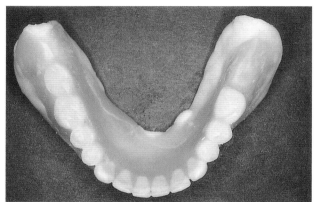

图10-2-8　下颌诊断义齿。

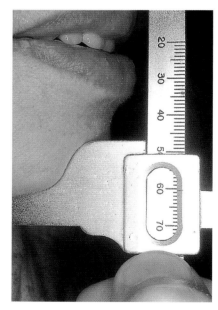

图10-2-9　测得垂直距离约为60mm。比旧义齿低了5mm。

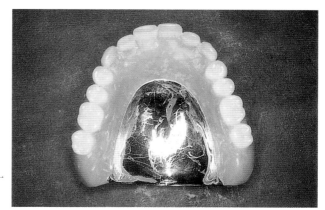

图10-2-10　上颌金属基托的横田义齿。由金丸义齿加工厂（福冈）的口腔技师金丸永喜制作的金属基托。

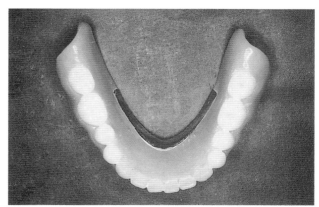

图10-2-11　下颌金属基托的横田义齿。仍然保留了余留牙，做成覆盖义齿。

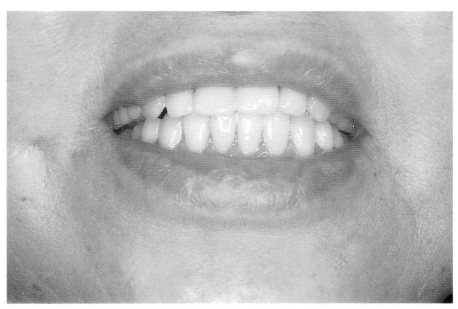

图10-2-12　横田义齿戴入口内的情况。前牙区人工牙与唇部的平衡感、中线一致等情况良好。

| 病例 | **3** | 下颌全口义齿不稳定和
发音不清晰 |

患者：男性，75岁。

主诉：下颌全口义齿不稳定和发音不清晰。

通过良好的全口义齿修复，能解决咬合、咀嚼、吞咽、美观、发音等各种功能、生理、心理方面的问题。该患者对发音功能不满意。无论是

Dr.Pound的Personalized Denture Procedures，还是横田义齿系统都重视恢复发音功能。对该病例赋予合适的覆盖、覆𬌗，重新排列了前牙区人工牙，并开放前牙区龈外展隙，得以解决问题（图10-3-1～图10-3-24）。

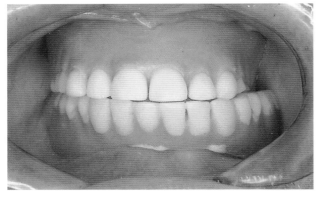

图10-3-1　旧义齿戴入口内，发现上下颌义齿的中线歪斜。还能推测后牙区的咬合不稳定。

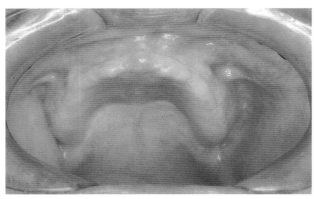

图10-3-2　上颌牙槽嵴轻度吸收，前牙区还有轻度松软牙槽嵴。此类牙槽嵴不妨碍全口义齿的制作。

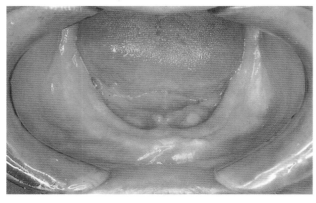

图10-3-3　下颌牙槽嵴很丰满，后牙区牙槽嵴似乎也具备充分的颊舌径厚度。可以认为下唇系带、舌系带也不会妨碍全口义齿的制作。

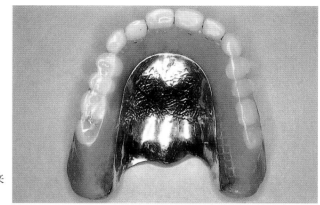

图10-3-4　上颌旧义齿的𬌗面观。虽然是金属基托，但看起来上颌义齿后缘的位置错误。发现左侧后牙区人工牙显著磨耗。

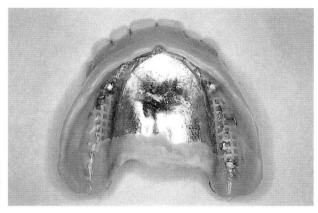

图10-3-5　上颌旧义齿的组织面观。为改善上颌义齿后堤封闭区的封闭效果，曾在该处做过重衬，但上颌义齿后缘的长度仍然不够。此外，笔者认为还需要加厚基托边缘的厚度。

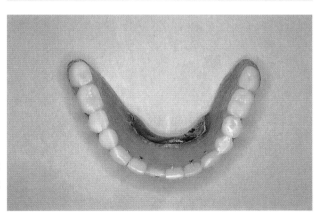

图10-3-6　下颌旧义齿的𬌗面观。虽然有金属基托，但基托磨光面的颊侧和舌侧后部磨耗显著。下颌义齿后缘也未延伸到磨牙后垫。

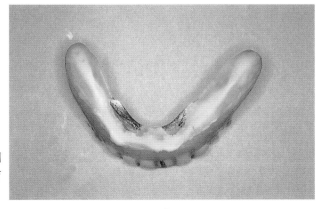

图10-3-7　下颌旧义齿的组织面观。在基托上几乎无法观察到颊棚或下颌舌骨嵴。基托完全未延伸到磨牙后垫。义齿组织面上似乎有义齿稳定剂残留。

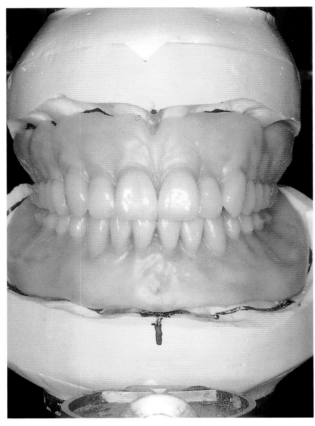

图10-3-8　用横田义齿系统制作上下颌诊断义齿。

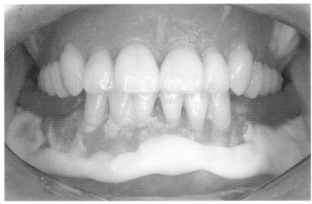

图10-3-9　由于已出现咬合复苏现象，所以在拾架上重新排列下颌后牙。

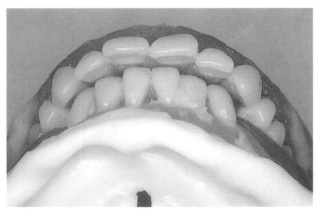

图10-3-10　因为出现咬合复苏现象，咬合关系已发生变化。已按合适的覆盖、覆拾重新排列前牙区人工牙。

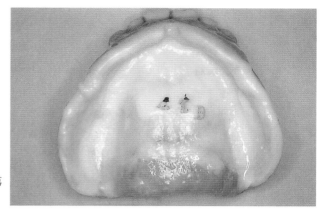

图10-3-11　完成诊断义齿后的组织面观。衬垫组织调整剂第41天。至此为止，已经历了6次组织调整剂的衬垫和修改。

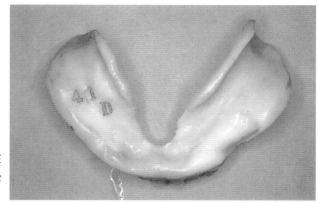

图10-3-12　完成下颌诊断义齿后的组织面观。充分形成了在旧义齿上几乎无法想象的组织面形态。从颊棚、下颌舌骨嵴处等显现的形状，已具备良好的终义齿形态。

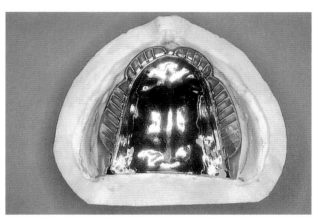

图10-3-13　横田义齿系统也能采用金属基托。虽然上颌义齿金属基托的设计与其他全口义齿没有什么不同，但无须在模型上修整上颌义齿后缘的后堤封闭区。

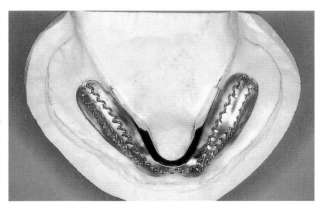

图10-3-14　下颌金属基托的设计。金属基托几乎覆盖牙槽嵴顶，在舌侧位于下颌舌骨嵴前方，包括舌系带在内，设计成暴露金属基托边缘的形状。由于已用诊断义齿充分形成了与舌的运动相宜的边缘形态，所以这种暴露金属基托边缘的设计没有问题。

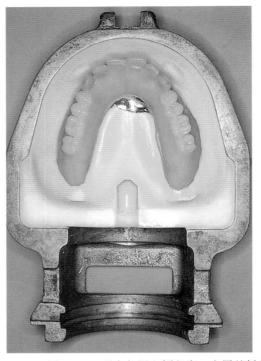

图10-3-15　用IVOCAP型盒包埋上颌义齿。金属基托包埋聚合的注意事项与其他的聚合方法相同。

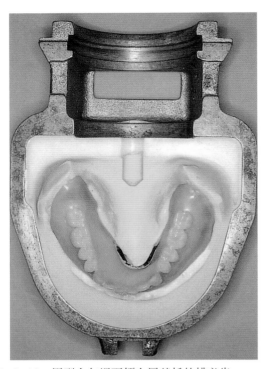

图10-3-16　用型盒包埋下颌金属基托的蜡义齿。

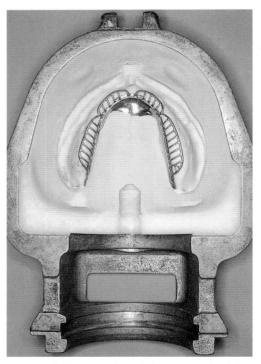

图10-3-17　除蜡后的状态。为防止金属基托移位，用石膏牢固地包裹腭侧金属基托。

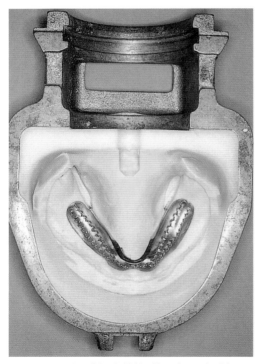

图10-3-18　虽然下颌也同样操作，但因为舌侧金属基托的包裹面积更小，所以要谨慎操作。

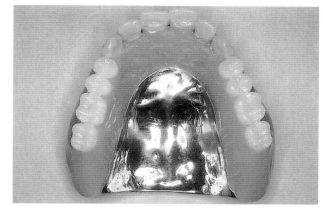

图10-3-19　上颌横田金属基托义齿的殆面观。

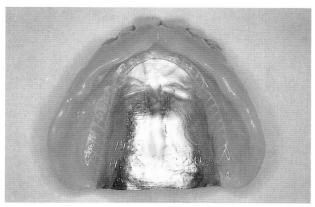

图10-3-20　上颌横田金属基托义齿的组织面观。与图10-3-5相比，基托边缘和上颌义齿后缘的位置完全不同。

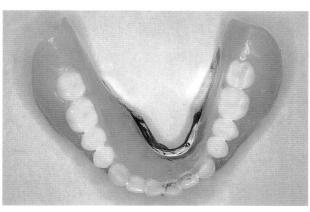

图10-3-21　下颌横田金属基托义齿的殆面观。

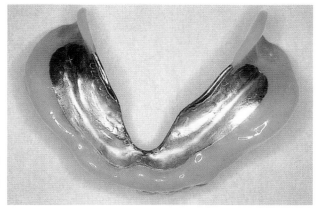

图10-3-22　下颌义齿的组织面观。注意金属基托的范围在牙槽嵴顶和口底黏膜反折之间。这是横田义齿系统下颌金属基托的设计。与图10-3-7的组织面相比，无法想象会是同一个病例。

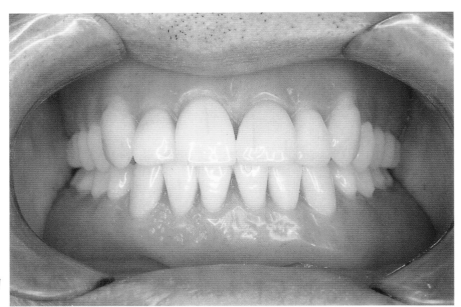

图10-3-23 上下颌横田义齿的初戴。

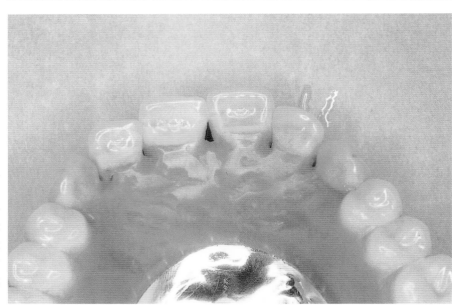

图10-3-24 按患者要求，开放上颌前牙区两侧中切牙的龈外展隙，使之易于发音。由于已经解决了一直困扰患者的咀嚼障碍及其发音障碍，据说患者最近在卡拉OK引吭高歌。开放上颌前牙区龈外展隙的措施，对一些病例具有戏剧性的效果。

病例 **4** 咀嚼障碍（2）

患者：女性，74岁。

主诉：咀嚼障碍。

这是上颌全口义齿和下颌两侧末端游离缺失的病例（图10-4-1～图10-4-3）。横田义齿对应

下颌末端游离缺失的病例也有良好的效果。在可摘局部义齿的诊断义齿上设计卡环时，原则上采用简单的冷弯卡环，冷弯卡环仅放置在颊侧，并且为防止义齿下沉必须放置支托。诊断义齿的卡环与终义齿的卡环略有不同，可摘局部义齿的终义齿最终选用铸造卡环（图10-4-4～图10-4-20）。

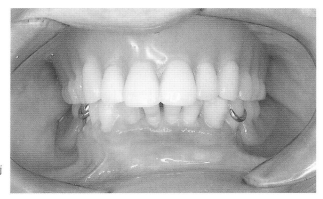

图10-4-1　上颌为全口义齿，下颌为两侧末端游离缺失的可摘局部义齿的病例。

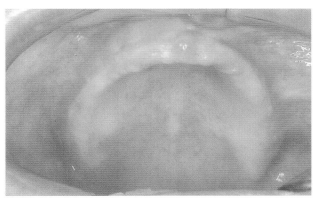

图10-4-2　上颌牙槽嵴有轻度吸收，系带和黏膜受压移位等状态良好。

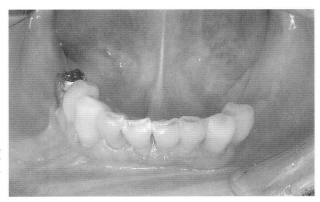

图10-4-3　从下颌右侧第二前磨牙到左侧第一前磨牙共有9颗余留牙。容纳余留牙的牙槽骨未见异常。两侧后牙缺牙区的牙槽嵴状态良好。

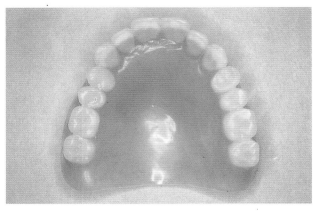

图10-4-4　上颌旧义齿的殆面观。后牙区人工牙的近远中径似乎太宽。经观察，人工牙的殆面无咬合调磨的痕迹，而且似乎患者从未用过该义齿。

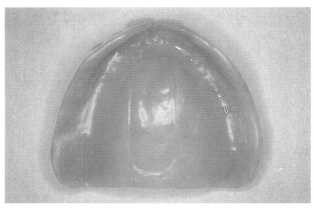

图10-4-5　上颌旧义齿的组织面观。从切牙乳突朝腭中缝处有缓冲腔。

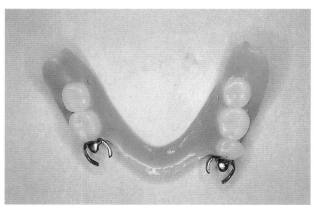

图10-4-6　下颌可摘局部旧义齿的殆面观。在两侧最远中的余留牙上有带支托的环形卡环。

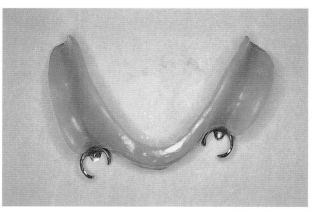

图10-4-7　下颌可摘局部旧义齿的组织面观。颊、舌侧的基托边缘过短。

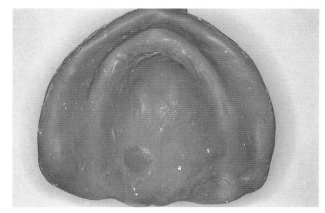

图10-4-8 上颌的红膏印模。

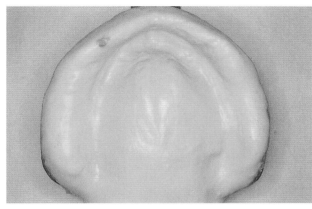

图10-4-9 以红膏印模为载体，承载藻酸盐类印模材料制取二次印模。

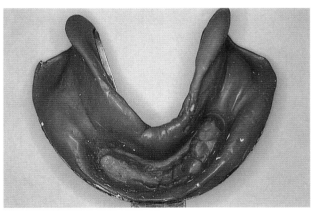

图10-4-10 下颌的红膏印模。

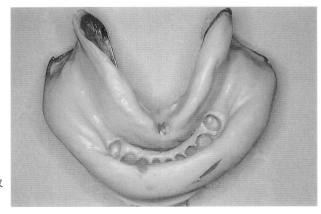

图10-4-11 以红膏印模为载体，承载藻酸盐类印模材料制取二次印模。同时也制取了余留牙的印模。

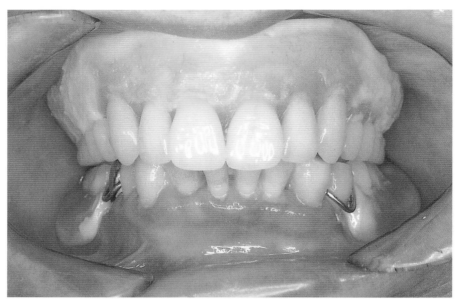

图10-4-12　用横田义齿系统制作上颌全口义齿和下颌可摘局部义齿的诊断义齿。选用冷弯卡环，必须放置支托。在诊断义齿的组织面衬垫组织调整剂。对于横田义齿系统，无论任何病例，原则上都要重新制作诊断义齿。

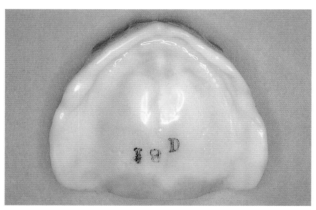

图10-4-13　诊断义齿组织调理第18天的组织面。

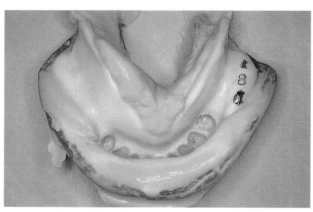

图10-4-14　以下颌诊断义齿为载体，制取下颌印模。预先放松诊断义齿上的卡环，制取包括余留牙在内的整个下颌印模。

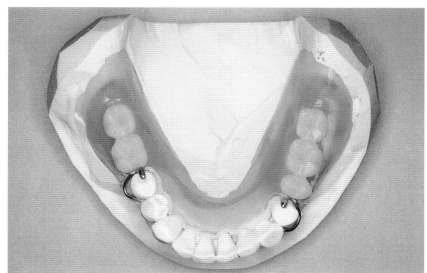

图10-4-15 趁诊断义齿还埋在印模里，灌注石膏，排列终义齿的人工牙。

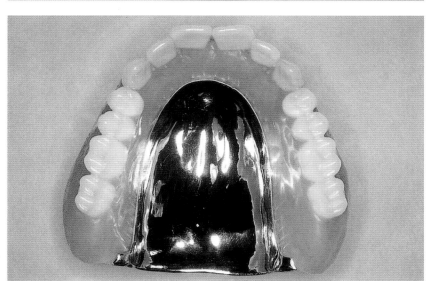

图10-4-16 上颌横田金属基托义齿的殆面观。金属基托采用德古莎的钴铬合金。

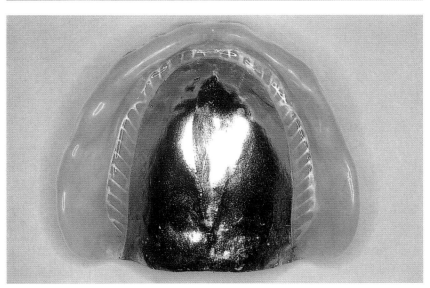

图10-4-17 上颌义齿的组织面观。

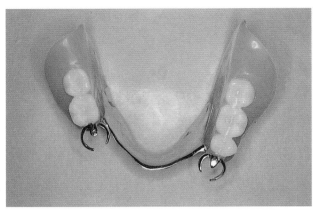

图10-4-18　下颌两侧末端游离缺失的横田义齿的殆面观。选用铸造卡环。

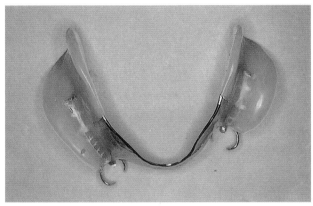

图10-4-19　下颌两侧末端游离缺失的横田义齿组织面观。注意崭新的颊舌侧形态。

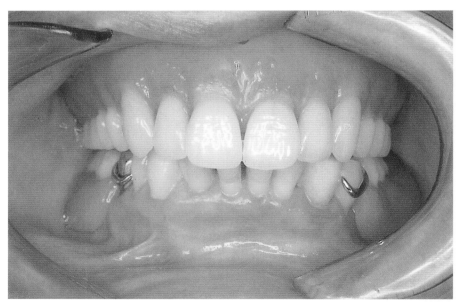

图10-4-20　上颌横田金属基托义齿、下颌两侧末端游离缺失的横田义齿初戴时的冠状面。

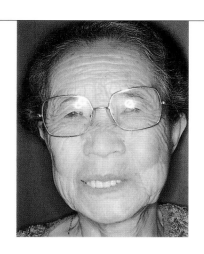

病例 **5** 上颌前牙区牙槽黏膜增生

患者：女性，77岁。

主诉：上颌前牙区牙槽黏膜增生（义齿性纤维瘤）。

初诊临床观察结果：容貌未见异常。

在口内检查基托下方的黏膜和基托边缘有无异常的压痕或溃疡，是否有异常的可动组织等。检查其位置、程度、原因，并做合理处置。处置方式多样，从简单的调改基托就能治愈的病例，到需经外科切除的病例，需要谨慎处理。

松软牙槽嵴（浮动牙龈、魔芋状的颌弓）是黏膜下层的炎症性增生，用手指按压有弹性并会移动，直到演化为能用镊子夹持，是异常的可动性黏膜。原因或许是无牙颌患者的咬合关系有问题所导致的，由于长期使用不合适的全口义齿，产生了不必要的机械刺激。

松软牙槽嵴的好发位置是前牙区牙槽嵴，特别多发于上颌。少数病例在基托下的全域都有显著的松软牙槽嵴。

对于松软牙槽嵴的处置，虽然有验血切除的方法，但原则上笔者都不选择手术切除。因松软牙槽嵴柔软又容易歪斜，用常规印模方法做出的义齿，可能会再次形成机械刺激。文献曾介绍过一种仅对松软牙槽嵴尽可能施加最小限度的印模压力，就像用开窗的方法释放咬合压力的印模方法。

但在横田义齿系统里，制取印模的操作与常规方法完全相同，用组织调整剂治疗松软牙槽嵴，使褶皱对应平展。因此，也就不必缓冲终义齿的组织面。

另一方面，义齿性纤维瘤是发生在基托边缘黏膜上的纤维组织增生，有时能看到发红、肿胀、溃疡（图10-5-1）。是基托边缘的长度和形态不适合，再因异常的咬合压力等造成机械刺激的结果。通常经调改该处基托边缘就能缓和并能自然愈合。但因发生的位置和大小，有时也会选择外科切除（图10-5-2～图10-5-8）。即使选择外科切除义齿性纤维瘤，横田义齿系统应对义齿性纤维瘤和松软牙槽嵴的方法都一样，通过用组织调整剂调理切除处，直到完全治愈（图10-5-9～图10-5-19）。

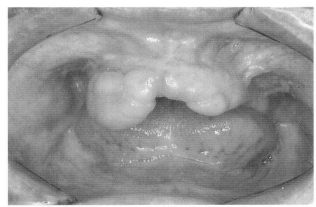

图10-5-1 在上颌前牙区能看到25mm×20mm的牙龈肿胀。未见黏膜充血和出血、自发痛等。

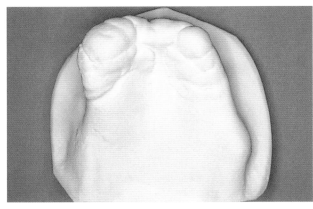

图10-5-2　上颌模型的殆面观。发现在相当于两侧尖牙位置附近有两个相连的牙龈肿胀。

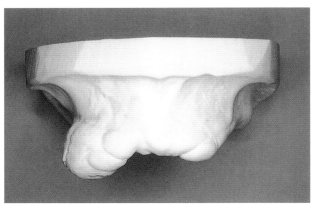

图10-5-3　模型的冠状面。右侧的肿胀还在大幅增生。

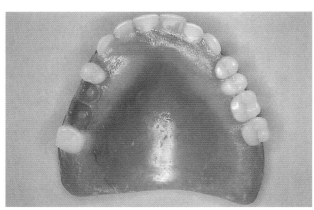

图10-5-4　上颌旧义齿的殆面观。右侧后牙区有数颗人工牙脱落了。义齿整体的清洁保养较差。

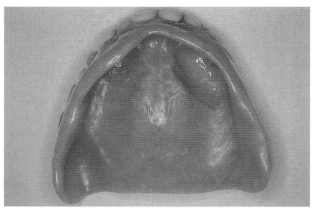

图10-5-5　上颌旧义齿的组织面观。发现义齿性纤维瘤处的组织面被调磨过很多，避开了与义齿性纤维瘤的直接接触。

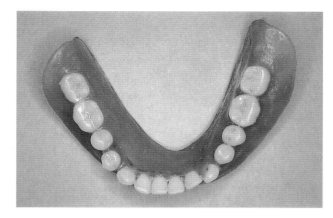

图10-5-6　下颌旧义齿的殆面观。

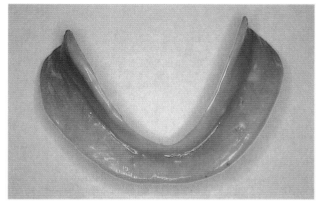

图10-5-7　下颌旧义齿的组织面观。

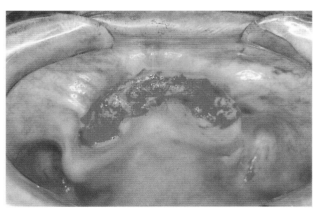

图10-5-8　类似本病例的义齿性纤维瘤不得不选择外科切除。因为义齿性纤维瘤源于义齿，必然多发于老年患者。因此，兼顾患者全身健康管理的外科处置是必要的。切除位置不必扩大，仅限于影响义齿稳定的部分。

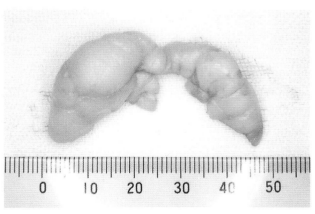

图10-5-9　已切除长度约为50mm凹凸不正常的义齿性纤维瘤。

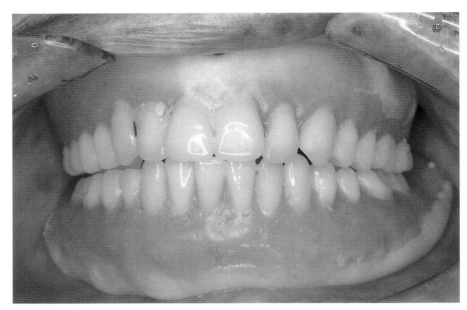

图10-5-10　因为在切除上颌前牙区义齿性纤维瘤前，已按常规预先用横田义齿系统制作了诊断义齿，切除义齿性纤维瘤后，立即戴入已衬垫组织调整剂的诊断义齿。

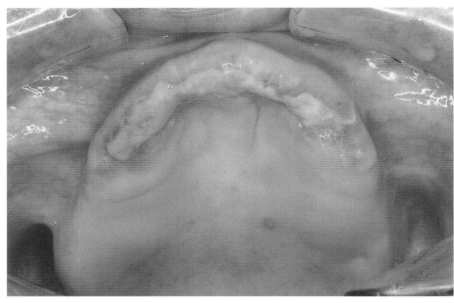

图10-5-11　切除上颌前牙区义齿性纤维瘤后，衬垫组织调整剂第7天的情况。经组织调理促进了创口的愈合。

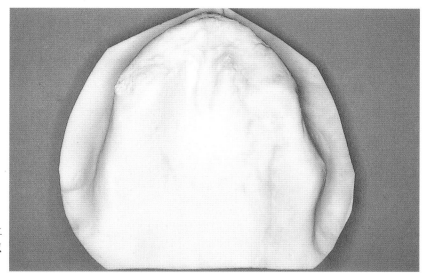

图10-5-12　术后经组织调理到第7天的上颌模型耠面观。由于只是术后第7天，所以组织面尚未稳定。

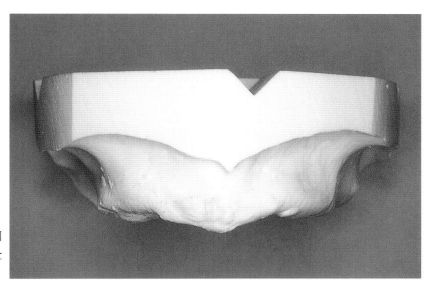

图10-5-13　图10-5-12的冠状面。与图10-5-3对比，能发现牙槽嵴的形态已完全改变。

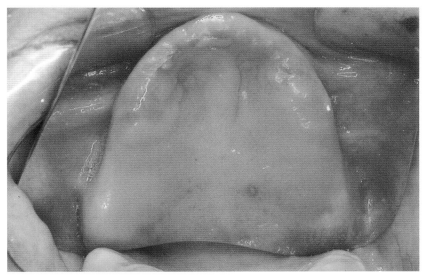

图10-5-14　术后第14天。切除处的黏膜形状已大为好转。

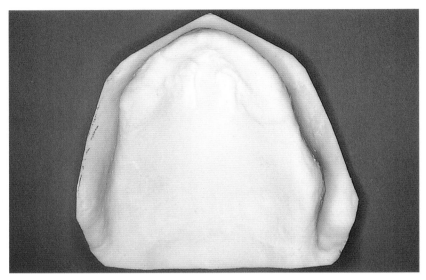

图10-5-15　术后经组织调理到第14天的上颌模型殆面观。牙槽嵴的形态已经非常稳定。

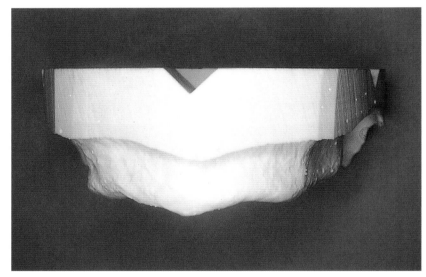

图10-5-16　为图10-5-15的冠状面。已成为理想的牙槽嵴。

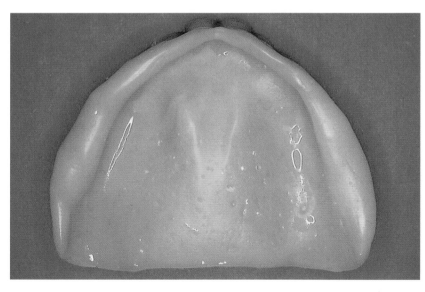

图10-5-17　上颌横田义齿的组织面观。治愈义齿性纤维瘤后，新的全口义齿不缓冲组织面，使黏膜与义齿组织面保持接触状态。原则上横田义齿系统不缓冲组织面。

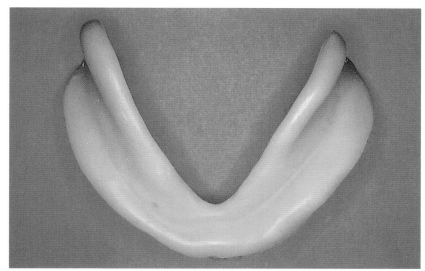

图10-5-18 下颌横田义齿的组织面观。

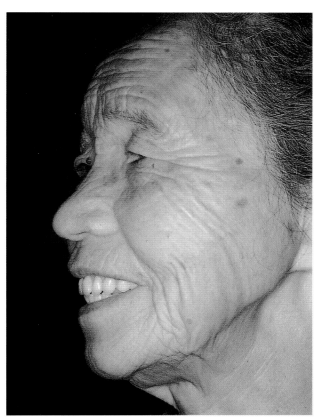

图10-5-19 上下颌横田义齿初戴的情况。

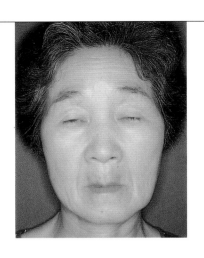

| 病例 | **6** | 义齿不合适（1） |

患者：女性，64岁。

主诉：义齿不合适。

初诊临床观察结果：极度虚弱的面容，昏昏欲睡。虽然该患者在很多口腔医院做过多次全口义齿，但没有一个适合她，所以日常她几乎不使用义齿。

饱受全口义齿困扰的患者，往往重复着看医生。由于是无牙颌患者，所以老年群体占多数。不少患者抱怨"嚼不动、无法饮食、不敢笑"，初诊该患者还带来了一袋子的旧义齿。而且，这些老年患者无论在精神上，还是心理上都疲惫不堪，有时甚至不信任口腔医生。横田义齿系统是解除患者的疾苦，改善医患互信关系的有效手段。若患者能理解横田义齿系统的内涵，每次复诊都能切实感受到逐渐治愈，就会采取积极配合的态度。横田义齿初戴时，由患者与口腔医生齐心协力、共同创造患者的笑颜（图10-6-1～图10-6-16）。

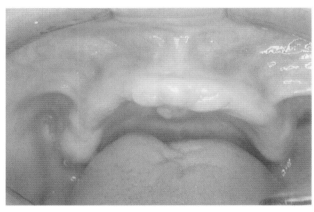

图10-6-1 虽然上颌牙槽嵴有中度吸收，但前牙区与后牙区的吸收程度不同。上唇系带、颊系带也很显著。前牙区有轻度的松软牙槽嵴。

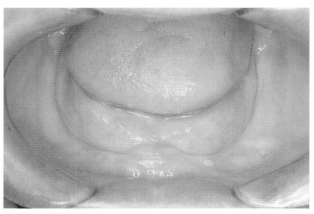

图10-6-2 虽然下颌牙槽嵴显著吸收，但似乎尚能确保开阔的颊棚面积，还能延伸下颌舌骨嵴处的基托边缘。

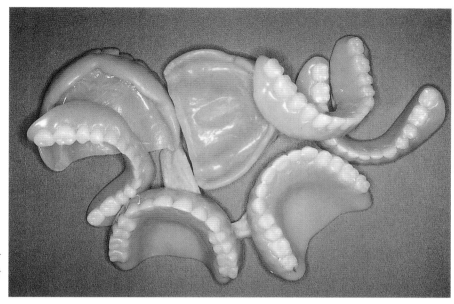

图10-6-3　初诊时患者带来了迄今为止做过的所有全口义齿，可见患者曾饱受煎熬。

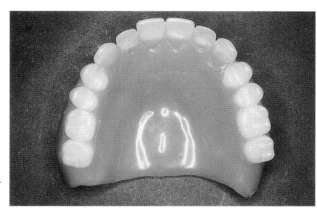

图10-6-4　最近在其他医院制作的上颌旧义齿的𬌗面观。似乎后牙区人工牙的近远中径过宽，而且人工牙的排列位置偏颊侧。

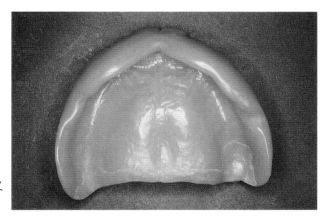

图10-6-5　图10-6-4上颌旧义齿的组织面观。为改善上颌义齿的固位，曾重衬过上颌义齿后缘。

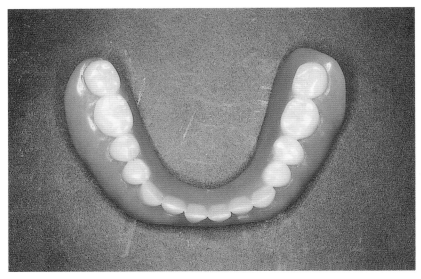

图10-6-6 下颌旧义齿的𬌗面观。似乎人工牙也过宽。

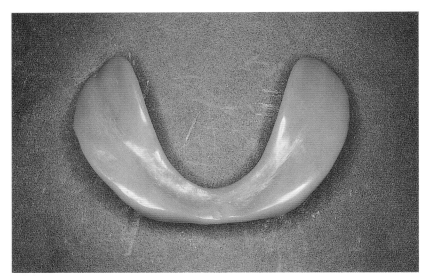

图10-6-7 下颌旧义齿的组织面观。笔者觉得后牙区的基托边缘过短，需特别留意确定下颌舌骨嵴处和磨牙后垫的位置。

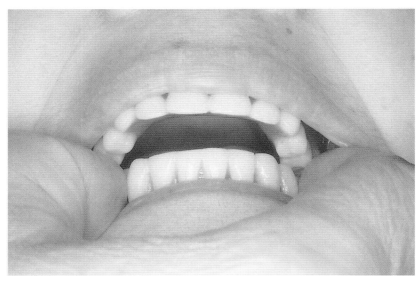

图10-6-8 戴入其他医院最近做的全口义齿，向后方推下颌，能后退12~13mm。

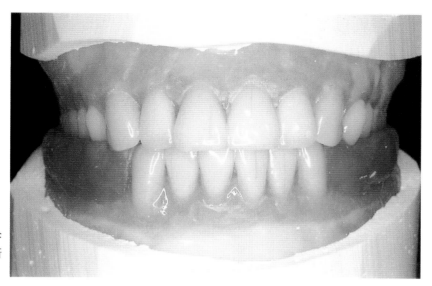

图10-6-9 用横田义齿系统制作上下颌诊断义齿。因发生咬合复苏现象，笔者重新排列了下颌后牙区人工牙。

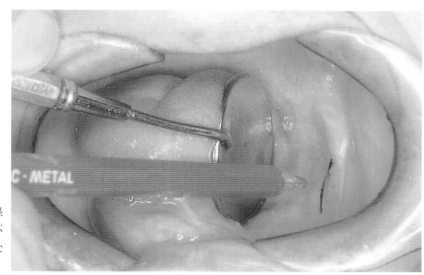

图10-6-10 在组织调理阶段，患者抱怨从下颌左侧的磨牙后垫到下颌舌骨嵴有不适感。触诊后发现该处有骨锐缘，在该处做记号。

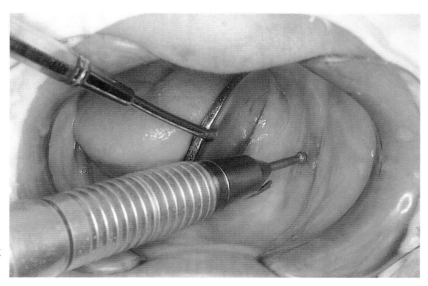

图10-6-11 浸润麻醉后，先用金刚石车针磨除该锐缘。

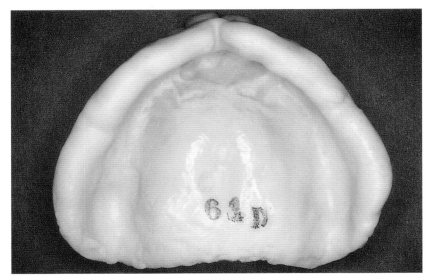

图10-6-12 经组织调理第61天的上颌诊断义齿的组织面观。

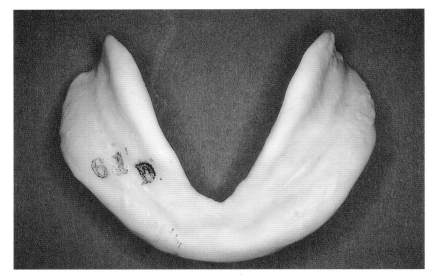

图10-6-13 下颌诊断义齿组织面观。已按预定方案延伸了下颌舌骨嵴处的基托边缘。但不知何故，已磨除的骨锐缘仍长期发生疼痛。若患者抱怨不适和疼痛时，不得进入下一阶段的治疗。

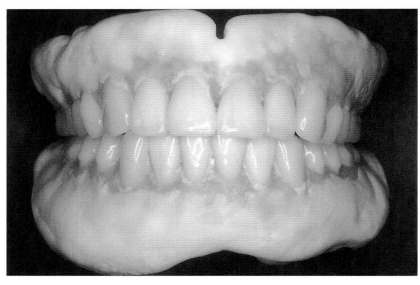

图10-6-14 第61天诊断义齿的冠状面。按照患者的要求，在颊侧特意构筑了较多的组织调整剂，企盼发挥丰颊作用。

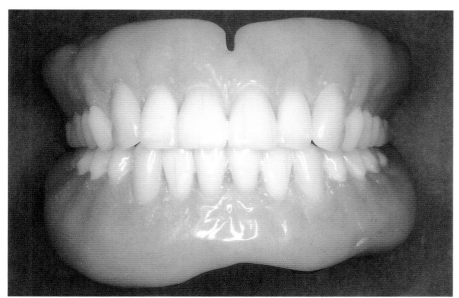

图10-6-15 上下颌横田义齿。该病例的颊侧基托磨光面特别强调了颊侧丰满度。上述操作满足了义齿稳定和颊侧丰满度的需求。

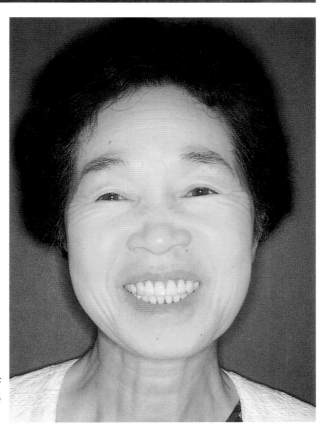

图10-6-16 上下颌横田义齿的初戴情况。患者的容貌与初诊有天壤之别。皮肤的色泽也改变了，判若两人。丰颊效果得当，已恢复了面下部的丰满度。

病例 **7** 义齿不合适，口腔周围
肌群疲劳

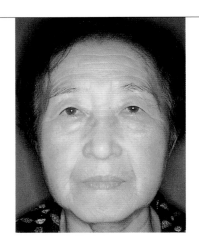

患者：女性，75岁。

主诉：义齿不合适。虽然戴过义齿，但口腔
周围肌群很疲劳。

因为该病例也重复着看医生，造访本院时
也携带了很多旧的全口义齿。通常长期使用的全
口义齿，随着垂直距离的下降，能观察到义齿不

稳定、咬合力下降、因下颌前牙区人工牙把上颌
全口义齿向上顶，上颌前牙区易产生松软牙槽嵴
等。但本病例相反，由于一直用垂直距离过高的
全口义齿，使下颌运动相关肌群疲劳，所以才觉得
口腔周围肌群不适（图10-7-1～图10-7-17）。

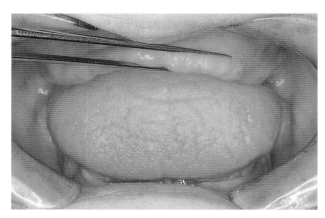

图10-7-1 上颌的口内观察结果。前牙区有中度松软牙槽嵴，
用镊子夹持，整体都会动。后牙区牙槽嵴呈中度吸收。

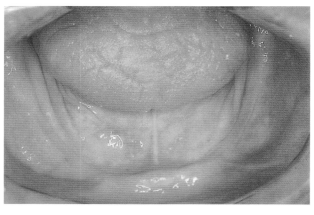

图10-7-2 下颌的口内观察结果。牙槽嵴呈中度吸收，下唇系
带、舌系带、颊系带显著。

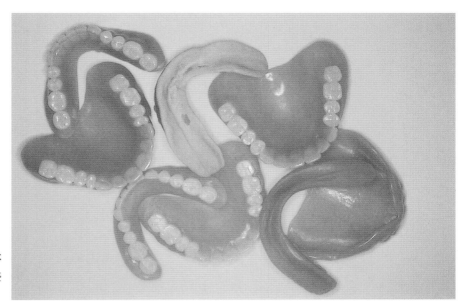

图10-7-3　初诊时患者带来了很多旧的全口义齿。因为患者觉得这些义齿都不合适，所以黯然神伤。

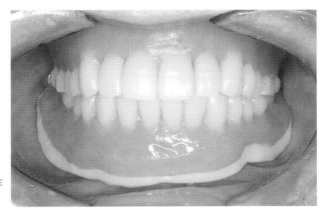

图10-7-4　戴入正在使用的旧义齿。虽然上下颌中线一致，乍看似乎情况挺好，但在下颌义齿的组织面有软衬材料残留。

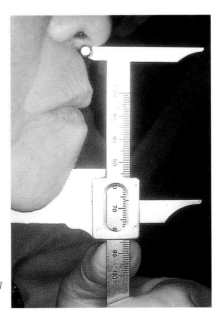

图10-7-5　戴入义齿时，担心患者的唇部紧张，测得的垂直距离为67mm。就像强迫她闭口，发现了上下唇的前突和紧张。

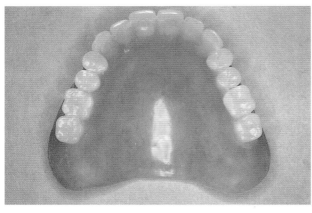

图10-7-6　上颌旧义齿的𬌗面观。没有问题。

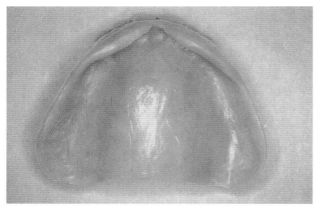

图10-7-7　上颌旧义齿的组织面观。似乎基托边缘的长度和厚度还不够。

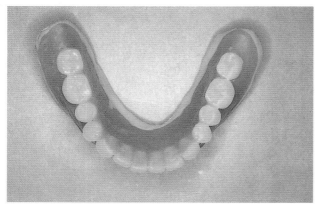

图10-7-8　下颌旧义齿的𬌗面观。人工牙的规格和排列位置等都没有大问题。

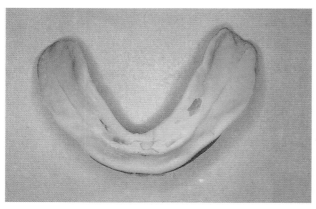

图10-7-9　下颌旧义齿的组织面观。由于残留着软衬，能看到调磨强接触遗留的打磨痕迹。左侧磨牙后垫的基托边缘过短。

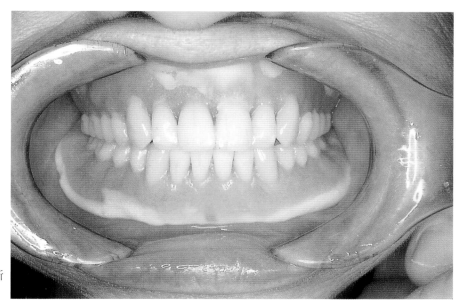

图10-7-10 用横田义齿系统做诊断义齿，衬垫组织调整剂后戴入口内。

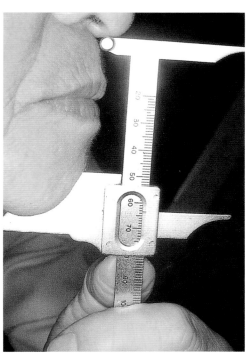

图10-7-11 戴入诊断义齿后，垂直距离为63mm。比旧义齿约低4mm。正因为旧义齿的垂直距离过高，患者的口腔周围肌群才感到不适。与图10-7-5对比，口轮匝肌的紧张度不同。

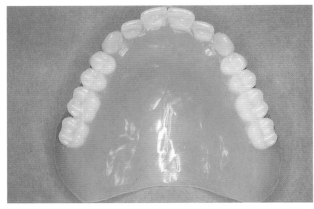

图10-7-12　上颌横田义齿的𬌗面观。

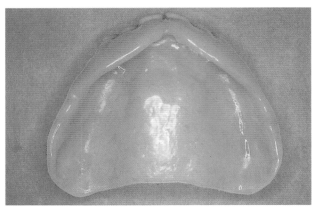

图10-7-13　上颌横田义齿的组织面观。基托边缘的长度和厚度已经合适。

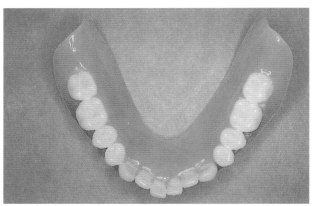

图10-7-14　下颌横田义齿的𬌗面观。

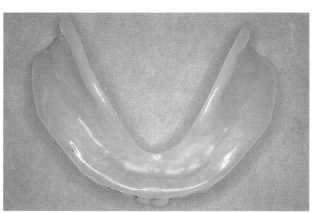

图10-7-15　下颌横田义齿的组织面观。已充分延伸了下颌舌骨嵴处的基托边缘。

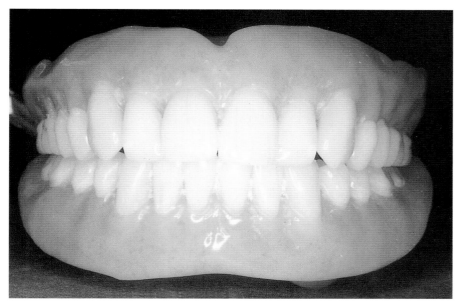

图10-7-16　横田义齿的冠状面。

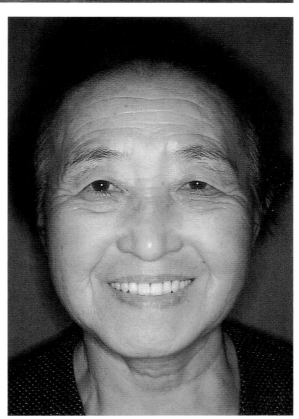

图10-7-17　初戴上下颌横田义齿的冠状面容貌。面部整体与唇部的平衡感良好，与初诊有天壤之别。从该病例中笔者认识到垂直距离正确的重要性。

病例	**8**	咀嚼障碍（3）

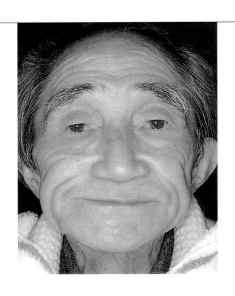

患者：男性，83岁。

主诉：咀嚼障碍。

初诊时临床观察结果：患者的面下部松弛，呈典型的老年人容貌。

这是笔者15年前（1984年）的病例，当时笔者还在用Hydro-Cast作为组织调整剂，采用Hydro-Cast聚合系统开展无牙颌修复。

Hydro-Cast系统与横田义齿系统的不同之处是一次模型的整形，特别在上颌义齿后缘和下颌舌骨嵴处。横田义齿未照搬Hydro-Cast系统的操作流程，这也是横田义齿系统的原创因素之一。

之后，笔者把组织调整剂由Hydro-Cast变更为"松风组织调整剂"。变更组织调整剂的目的原则上是为了提高组织调整剂的操作性和印模精度。关于全口义齿的加热聚合设备，最终笔者弃用了Hydro-Cast系统的Hydro-Cast Machine聚合器。该聚合系统，虽然基托组织面的形变很小，但聚合形变几乎都集中在人工牙殆面，所以该聚合系统的聚合精度不稳定。笔者选用SR-IVOCAP聚合系统后，就解决了上述问题（图10-8-1～图10-8-20）。

其次，口腔材料学的实验数据也表明SR-IVOCAP聚合精度极高。考虑到该患者旧义齿的情况，笔者认为口腔医生必须解决患者的后顾之忧，这就是笔者创建横田义齿系统的初衷。

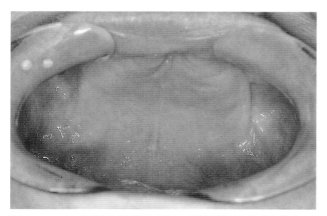

图10-8-1 上颌牙槽嵴的情况。牙槽嵴似乎还在持续吸收，未见上唇系带和颊系带。

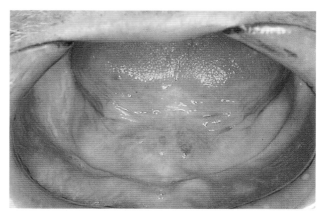

图10-8-2 下颌牙槽嵴也严重吸收。后牙区牙槽嵴大致与口底等高，下唇系带和舌系带若有若无。

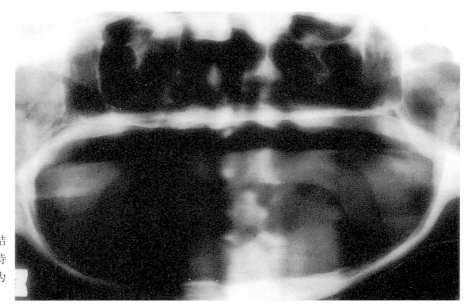

图10-8-3 曲面断层片的检查结果。上下颌牙槽嵴都高度吸收，特别在下颌后牙区下颌骨的厚度仅为5~6mm。

图10-8-4 戴入旧义齿（类似义齿）。患者从熟人开的口腔器材商店搞到了自凝牙托粉，由患者本人对旧义齿做了各种各样的修改，自己制作了旧义齿的骀面、组织面、磨光面。

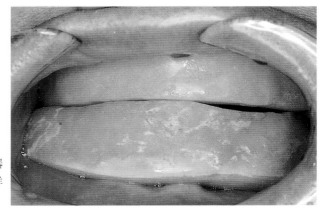

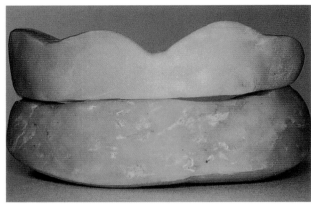

图10-8-5 旧义齿（类似义齿）的冠状面。

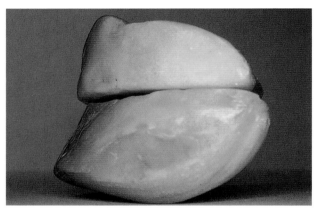

图10-8-6 旧义齿（类似义齿）的矢状面。该患者曾用过匪夷所思的全口义齿，无法想象患者曾经历的艰辛。

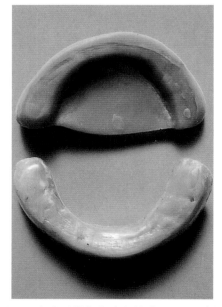

图10-8-7 旧义齿（类似义齿）的殆面观。下颌后牙区有类似人工牙的物体。

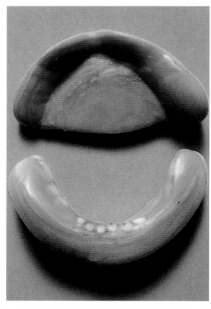

图10-8-8 旧义齿（类似义齿）的组织面观。下颌前牙区有人工牙。患者按照自身情况，为确保舌的运动空间，艰辛地扩大了舌侧空间。

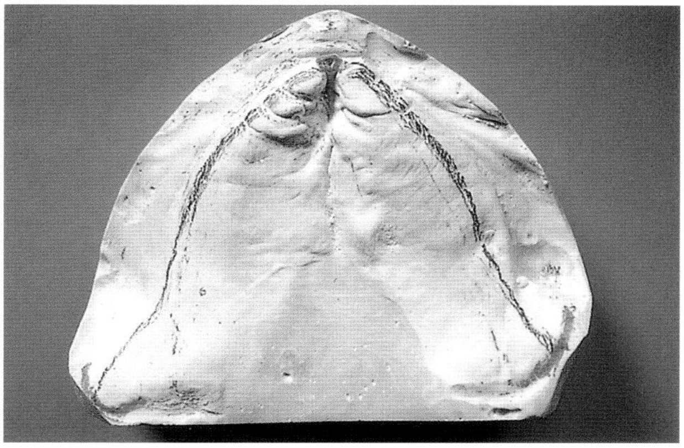

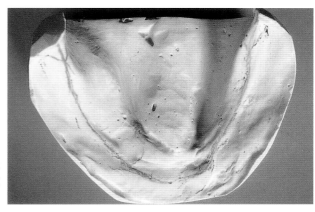

图10-8-9 上颌石膏模型。前牙区有松软牙槽嵴。后牙区两侧牙槽嵴与硬腭的绝大部分已显得平坦。解剖标志里仅能模糊地辨认切牙乳突。

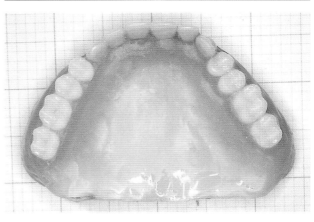

图10-8-10 下颌石膏模型。前牙区和后牙区牙槽嵴都严重吸收,所有系带也不显著。在后牙区的舌侧,下颌舌骨嵴的形状模糊。

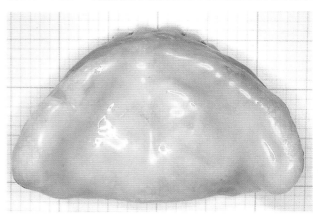

图10-8-11 用横田义齿系统制作上颌诊断义齿。两侧后牙区人工牙列的形状明显不对称。

图10-8-12 上颌诊断义齿用组织调整剂做组织调理的情况。目前,尚未呈现"生动的"印模面。

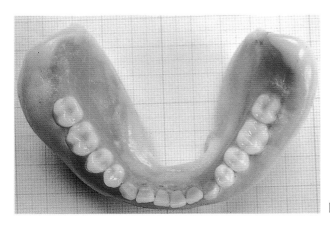

图10-8-13　下颌诊断义齿的殆面观。

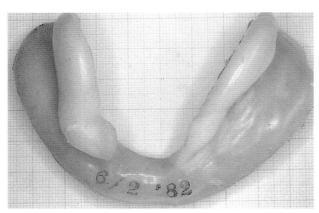

图10-8-14　下颌诊断义齿用组织调整剂做组织调理的情况。舌侧基托边缘比预想的做得好。特别是明显延伸了下颌舌骨嵴处基托边缘的长度。

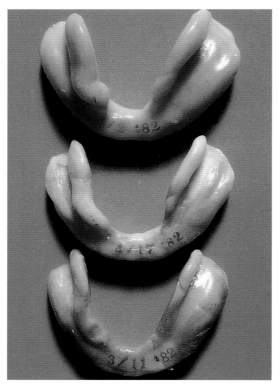

图10-8-15　但直到形成如图10-8-14所示的边缘封闭为止，中途已经更换了3次诊断义齿。逐步形成了大面积的基托边缘，这才是疗效良好的原因。下方是最初的诊断义齿。中间是1个月后制作的诊断义齿。上面是又过1个半月后制作的诊断义齿。因此，根据不同的病例需要循序渐进。

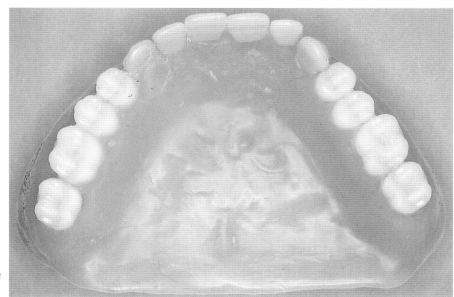

图10-8-16 用Hydro-Cast Machine
系统聚合后，上颌终义齿的𬌗面观。

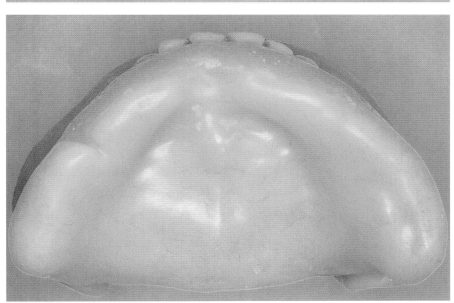

图10-8-17 上颌终义齿的组织面
观。请注意基托边缘的厚度。

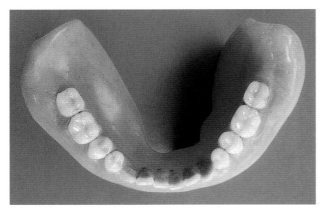

图10-8-18　下颌终义齿的殆面观。

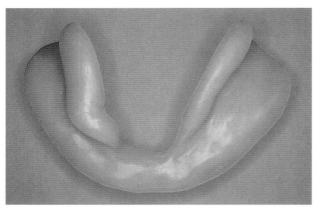

图10-8-19　下颌终义齿的组织面观。虽然牙槽嵴重度吸收，但后牙区下颌舌骨嵴处的基托边缘已达到有效的边缘封闭。

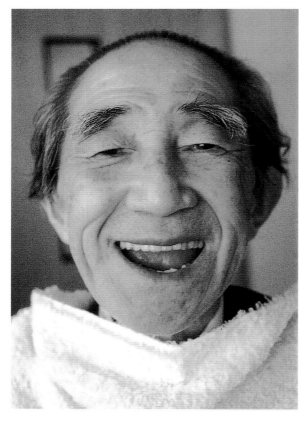

图10-8-20　试戴终义齿。已经恢复唇部的鲜艳色彩。该患者是职业摄影师，对审美有敏锐的感知，虽然该患者的诉求也曾让笔者伤透脑筋，但结果患者非常满意。

患者：女性，76岁。

主诉：义齿不合适。

从40多岁起，该患者的上下颌都已演化为无牙颌。迄今为止，虽然曾在多家口腔医院做过全口义齿，但苦于嚼不动食物来本院就诊（图10-9-

1～图10-9-12）。

初诊时患者戴着一套七拼八凑的全口义齿。因为患者仅凭外观喜好佩戴义齿，产生了疼痛，致使咀嚼功能丧失。因此，近几年仅能摄食牛奶和巧克力之类的流体食品。初诊时患者身心疲惫不堪（图10-9-13～图10-9-25）。

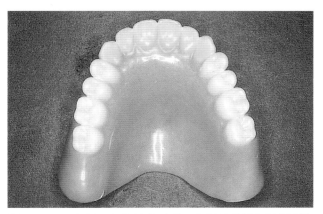

图10-9-1 上颌旧义齿的𬌗面观。由塑料基托和树脂牙构成了全口义齿。上颌义齿后缘过短。因为树脂牙的磨耗不显著，可认为未曾长期使用该义齿。

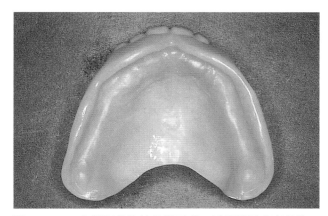

图10-9-2 上颌旧义齿的组织面观。牙槽嵴呈中度吸收，黏膜受压移位状况也良好。颊系带不明显。

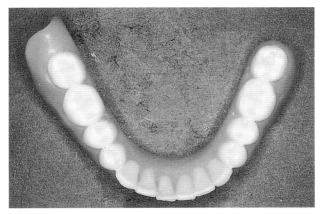

图10-9-3 下颌旧义齿的𬌗面观。由塑料基托和树脂牙构成了全口义齿。虽然排列了14颗人工牙，但因不明原因磨除了左侧磨牙后垫处。

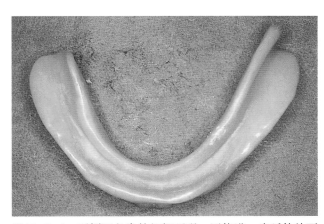

图10-9-4 下颌旧义齿的组织面观。还能进一步延伸从下颌口腔前庭朝颊棚方向的基托边缘长度。舌侧下颌舌骨嵴处的基托边缘过短。因为磨除了左侧磨牙后垫处，所以颊棚和下颌舌骨嵴也显得狭窄。

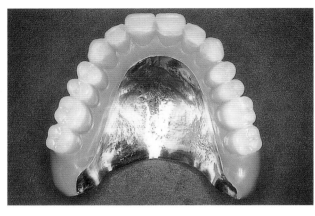

图10-9-5　患者在其他医院第二次所制作的上颌义齿𬌗面观。白金加金的金属基托后缘过短。

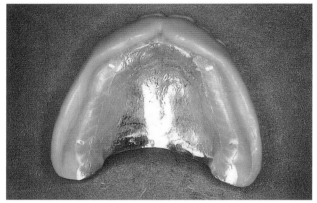

图10-9-6　患者在其他医院第二次所制作的上颌义齿组织面观。上颌义齿后缘比两侧翼上颌切迹连线短了约7mm。

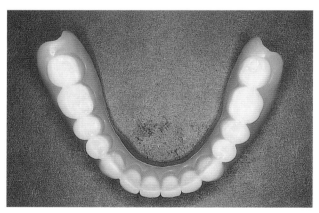

图10-9-7　图10-9-5的下颌旧义齿𬌗面观。虽然下颌也是白金加金的金属基托，但与基托相比人工牙的近远中径明显过宽，人工牙一直排列到磨牙后垫前。

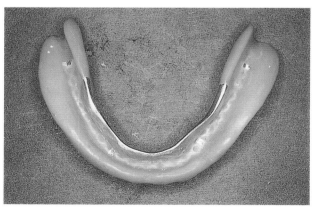

图10-9-8　下颌旧义齿的组织面观。后牙区的颊侧和舌侧的基托边缘似乎过短。

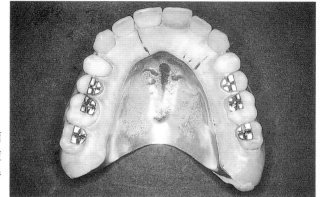

图10-9-9 该患者在其他医院第三次制作的上颌旧义齿𬌗面观。白金加金的金属基托，第二前磨牙、第一和第二磨牙上使用了金属十字刃状人工牙。可能因为义齿的清洁方法错误，导致塑料基托呈乳白色。

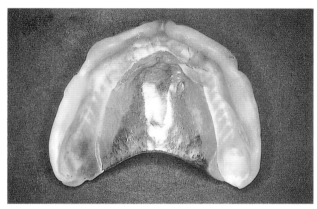

图10-9-10 上颌旧义齿的组织面观。上颌义齿后缘仍然过短。

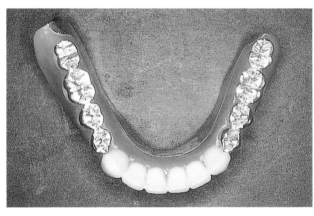

图10-9-11 图10-9-10的下颌旧义齿𬌗面观。仍然是白金加金的金属基托，在上颌金属十字刃状人工牙的对颌排列了金属𬌗面人工牙。

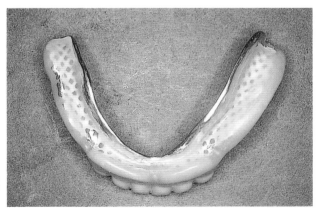

图10-9-12 下颌旧义齿的组织面观。需设法加长唇侧、颊侧、舌侧、下颌舌骨嵴、磨牙后垫等处的基托边缘。

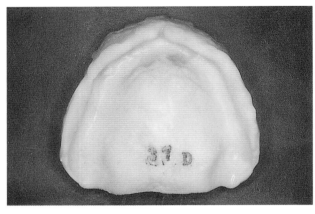

图10-9-13　用横田义齿系统制作的诊断义齿，经组织调理到第37天的情况。此时，终于呈现出诊断终义齿的印模面。由此也充分确保了上颌义齿后缘的长度。

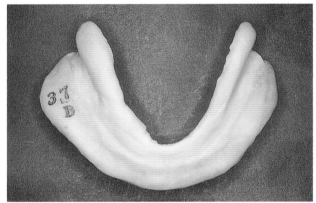

图10-9-14　下颌诊断义齿。同样为经组织调理到第37天的情况。为使下颌义齿稳定，笔者充分扩大了印模面积。在颊棚和下颌舌骨嵴等处呈现了经组织调理后特有的形态特征。该病例使用诊断义齿后，发生了咬合复苏现象，即下颌退向正确颌位的复原现象。后退量约有5mm，垂直距离也比旧义齿升高了2mm。

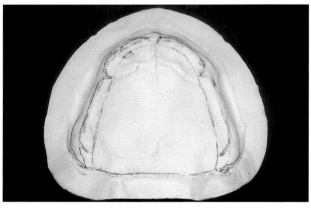

图10-9-15　上颌工作模型。

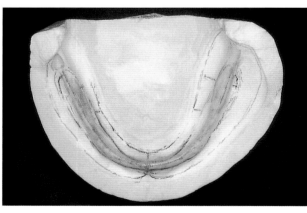

图10-9-16　下颌工作模型。牙槽嵴严重吸收，属于无牙颌的疑难病例。

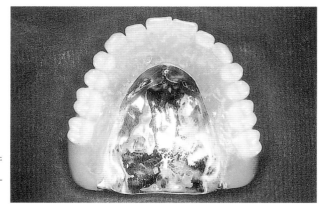

图10-9-17 上颌横田金属基托义齿（金属为石福金属公司产PGA-2）的殆面观。人工牙的前牙是松风，后牙是Pilkington-Turner人工牙（30°瓷牙）。

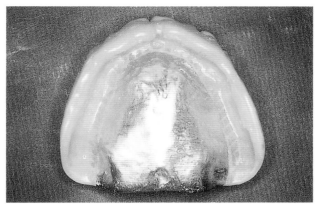

图10-9-18 上颌横田金属基托义齿的组织面观。

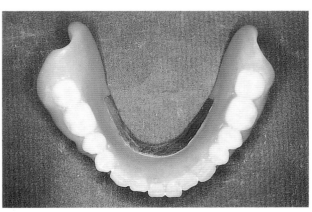

图10-9-19 下颌横田金属基托义齿的殆面观。

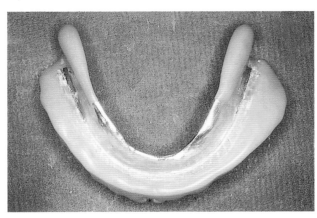

图10-9-20 下颌横田金属基托义齿的组织面观。

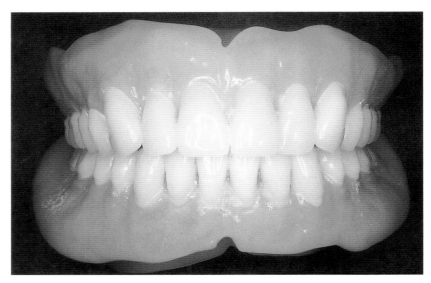

图10-9-21 上下颌横田义齿的冠状面。由正中矢状面、与鼻翼耳屏线平行的殆平面、垂直距离及正确的颌位组成了横田义齿的基本框架，通过这4个因素实现横田义齿。

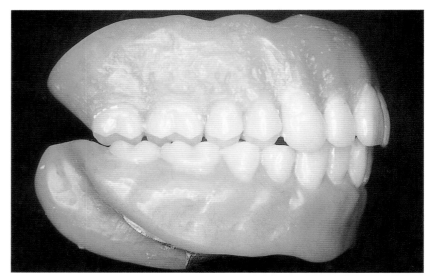

图10-9-22 横田义齿的右侧矢状面观。虽然后牙区人工牙的舌尖紧密咬合，但颊尖要留有空隙。

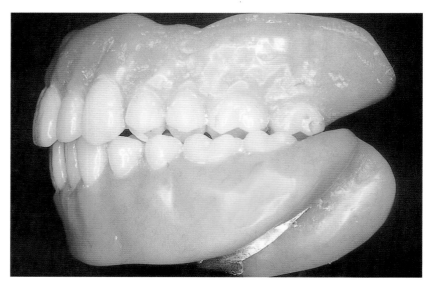

图10-9-23 横田义齿的左侧矢状面观。能清晰地看到后牙区人工牙的舌侧集中殆。丰满的基托边缘和磨光面、咬合稳定的殆面。这是横田义齿应具备的形态。

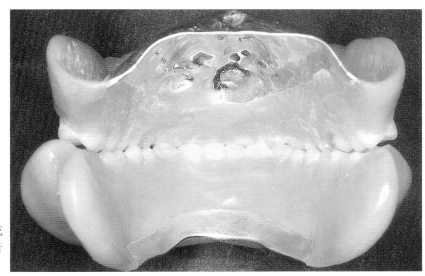

图10-9-24 从舌侧观察横田义齿。能充分理解上颌舌尖的咬合状况。即使在舌侧，也确保了人工牙列的两侧对称。

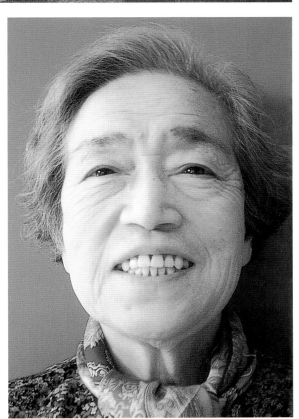

图10-9-25 上下颌横田义齿初戴时的正面观。虽然佩戴全口义齿的确不是一件舒适的事，但患者佩戴横田义齿无任何不适，快乐地度过了每一天。现在仍能自由自在地进食，陶醉在幸福之中。

结束语

本书展示了采用横田义齿系统的无牙颌修复方法治愈的真实病例。本书的目的是采用横田义齿系统，彻底颠覆无牙颌疑难病例的概念。据此总结如下：

1. 可以毫不夸张地说，只要无牙颌患者与口腔医生、口腔技师及口腔团队齐心协力、持之以恒，则无牙颌疑难病例就不复存在。可以说全口义齿是口腔医疗最终的精华所在。

2. 俗话说历史是人民创造的，所以全口义齿也是人民创造的。组织调整剂在诊断义齿上的应用，就是把治疗状态具体化的产物。

3. 每次调整诊断义齿，都需在临床上做咀嚼食物的检测。饮食生活中咬合的协调感和节奏感都很重要，从患者摄取食物开始，观察患者能否充分行使咀嚼功能。

4. 使用横田义齿，饭后在义齿组织面上完全看不到食物残渣的滞留，这证明了患者能舒适流畅地进食。

5. 虽然以黄金为基托的全口义齿（石福公司PGA-2）通常其总重量比塑料基托全口义齿重，但能使患者心满意足。

6. 尤其是喝啤酒或饮料时，金属基托的感觉比塑料基托更舒适，能够更好地唤醒原有的味觉。患者大多感觉不到全口义齿的存在。

7. 不仅在非饮食时段，甚至在睡眠时，患者的上下颌人工牙列也经常发生咬合。此时，若无法咬合，会影响睡眠质量。笔者认为患者24小时始终佩戴经充分清洗的义齿并无不妥。

8. 笔者认为不要对患者抱有私心杂念，而应该无微不至、全心全意、尽心尽力，这与高质量的无牙颌修复治疗有密切关系。

9. 使患者满意的义齿能让患者喜笑颜开、赏心乐事。人类最宝贵的财富就是微笑。

* 为笔者制作金属基托的义齿加工厂
  Kanamaru Dental Laboratory有限公司（全丸末男）
  福冈县福冈市东区东滨1丁目6–15 TEL092–651–3580
* 简易拾架的供货商
  Haitekku北村
  大分县日田市中钓町497–3
  TEL0973–24–2955，FAX0973–24–7355
* 横田修刀的供货商
  西山刃物（西山 胜）
  熊本县人吉市锻冶屋町63
  TEL09662–3–4229

引用
文献

[1] Pound, E；Personalized denture procedures-Dentists manual. Denar Corp., Calif., 1973.

[2] 横田　亨：Dr. Poundテクニックによる総義歯—その理論・製作法・症例について—．歯界展望，46(6)：891-900，44(1)：71〜79，44(2)：228-232，1974.

[3] 横田　亨：ハイドロキャスト・プログラムへの疑問に答えて．歯界展望，67(5)：1049-1059，67(7)：1453-1462，1986.

[4] 田中俊夫：ティッシュ・コンディショニング・テクニックによるデンチャーコンストラクション．歯界展望，69(7)：1429-1436，1987.

[5] 横田　亨：総義歯臨床のポイントを探る・3．補綴臨床，22(2)：235-249，1989.

[6] 平沼謙二，森　博史：SR-イボカップ・システム．DE，92：6-9，1990.

[7] 横田　亨：フルデンチャーシンポジウム'89，「ヨコタデンチャー」—ティッシュ・コンディショニングによるデンチャーコンストラクション—．ザ・クインテッセンス，別冊：59-97，1990.

[8] 横田　亨：松風ティッシュコンディショナーの使い方．デンタルエコー(松風歯科クラブ会員用)，84，1990.

[9] 津田和男：最善の総義歯臨床を目指して．『ヨコタデンチャー』の技法とその利点．歯界展望，78(6)：1361-1372，1991.

[10] 清水義之：レーズを用いたプレートの研磨法．補綴臨床，25(2)：213-215，1991.

[11] 津田和男：総義歯臨床を再考する—従来の製作法とヨコタデンチャー—．QDT，18(8)：81-97，1993.

[12] 津田和男：試作ボクシング・プラスターによるボクシング法の実際．QDT，18(11)：96-99，1993.

[13] 横田　亨，田中俊夫，田中裕子，松原成文：無歯顎患者の旧新総義歯装着時における下顎頭位置のX線学的検査．日本補綴歯科学会九州支部学術講演会プログラム・講演内容抄録，1993.

[14] 津田和男：ヨコタデンチャー・システムにおける総義歯研磨面形態の構成．QDT，20(4)：92-99，1995.

[15] 横田　亨：ティッシュ・コンディショニングと総義歯製作法．ザ・クインテッセンス，14(4)：86-103，1995.

[16] 横田　亨，田中俊夫，田中裕子，松原成文：金属床義歯のベストの対応策．補綴誌，39(93回特別号)：67，1995.

[17] 横田　亨，田中俊夫，田中裕子，松原成文：私の理想とする金属床義歯—ヨコタシステムデンチャー—補綴誌，40(95回特別号)：72，1996.

[18] 金田　洌：エステティック・デンチャーのキー・コンセプト—全部床義歯の審美について．QDT，15(4〜7)，1990.

[19] 河村洋二郎：義歯と味覚．歯界展望，47(5)：937-946，1973.

[20] 河村洋二郎：口と生活．財団法人口腔保健協会，1994.

[21] 河村洋二郎：「かむ」ことについて—その生理学的意義とメカニズム．国際歯科学士会日本部会雑誌，23-29，1995.

[22] 木村洋子：ヨコタデンチャーシステムのメソッドを応用した総義歯治療の実際．北海道歯科医師会誌，第51号別冊，1996.

[23] 徳富　亘：イボカップシステムを応用したメタルラミネートデンチャーの製作法．QDT，22(5)：67-73，1997.

后 记

我于牛年出生在中国大连市，成长道路曲折，迄今为止诸事不顺，一路艰辛。历经了无数挫折，开启了波澜壮阔，却不断蹈袭覆辙、傲霜斗雪的风雅人生。

值得庆幸的是，承蒙诸多前辈、恩师、同学、医生、口腔医生、药剂师、口腔行业相关者们、患者们、公众们的善意和关照，我不胜感激!

1931年4月，我进入日本大学专业学院口腔医学专业。那是60多年前的事了。学生时代，我师从全口义齿大师宇垣锦三老师。受他的影响，我对全口义齿饶有兴趣。

1935年，从日本大学毕业后，我立即加入了南满洲铁道株式会社大连病院口腔科，有幸结识了我父亲的朋友在该院同寿分院任外科部长的町井秀成博士。在南满洲铁道株式会社大连病院口腔科工作的6年时间里，曾有幸与田中贯一、铃木乔这两任口腔科部长共事过。由于我是无薪医生，经济上只能依赖父母，使我深感愧疚。

承蒙患者的厚爱，我学会了口腔医疗的临床技能。那时，我领悟到"患者里的患者往往会带给我很多启发，他们才是我的恩师"，因此，我要感谢患者。

恰逢其时，在辽东半岛召开了口腔医学大会，大阪大学医学院口腔教研室的弓仓繁家教授做了特别演讲。他的演讲妙语连珠。乘此时机，我见到了大阪大学医学院出身的町井秀成博士，并鼓起勇气向他提出我想去大阪大学医学院口腔教研室学习的想法。值得庆幸的是，我的愿望实现了。

1941年，我下定决心离开了南满洲铁道株式会社大连病院，临走前，町井秀成老师曾激励我："不经历风雨，怎么见彩虹!"。

此后6年的时间里，我把大阪大学医学院口腔教研室弓仓繁家教授的恩情铭记在心。

1947年起，在京都大学医学院解剖教研室第2教研组堀井五十雄教授的指导下，我开始了新的研究。堀井五十雄教授是个热情奔放、奋发图强的人，我有幸跟随堀井五十雄教授详尽学习了口腔各种组织的局部解剖。这使我受益良多，感慨万分。1950年，我取得了京都大学医学博士学位。

之后，我父母回到了日本的家乡，因为我是9个兄弟姐妹里的长子，需要忠厚勤勉。九州的大分县是个偏僻村落，1952年，我回到日田市，开设了口腔科医院。

虽然我已经开业，但在从事临床医疗的同时并没忘却学习。

起初，我投奔了九州齿科大学正畸学教研室的横田成三教授，拜他为师。学习口腔正畸，这对我后续的发展至关重要。

随着老龄化社会的到来，无牙颌患者与日俱增。

1970年，经保母须弥也教授的引荐，我见到了全口义齿大师Dr.Pound，使我走向全口义齿新境界，走上了让我得以发展的康庄大道。

那时起，我"朝思暮想"，每天都沉浸在全

口义齿的梦想和浪漫之中，专心致志，投入了我所有的精力。

为得到Dr.Pound的指导，我数次赴美国学习，承蒙洛杉矶Little Tokyo诊所熊本隆至医生的关照，在此深表感谢。

并且，我衷心感谢东京医科齿科大学的前任校长、鹤见大学原口腔医学院院长长尾优博士，他不仅为我题写了"博学之，审问之"，还一直激励着我。

1990年，我把融合了Dr.Pound流程的横田义齿系统制作全口义齿的方法，在名古屋做了首次演讲。

其后，我每年在札幌、山梨、东京、仙台等各地连续演讲。日本全国很多的口腔医生、口腔技师对采用横田义齿系统制作全口义齿的方法饶有兴趣。

于是，就诞生了本书，我不能忘记所有协助出版的工作人员。特别要向精萃出版社编辑部的各位同仁、东京银座的金田洌医生表示衷心的感谢。

还要衷心感谢松风公司的泽田正昭社长和白水贸易有限公司的中山登美子社长及各位同仁。

此外，非常感谢御荣女子大学名誉教授波多野完治博士，教了我很多关于生涯教育论和心理学的知识。

向横田齿科医院的兼职口腔医生田中裕子、正畸专科医生口腔医学博士清水义之，以及在我的医院已工作了20多年的口腔助手河津由美子，还有口腔助手樋口里津子、长尾美加、森川裕美和口腔技师樱木秀典等的协助表示感谢。

最后，自从横田齿科医院开业以来，我的妻子芙见江全心全意地照料我的父母、弟妹、子孙们，我衷心地向她致以满腔的谢意。谢谢！

此致

横田亨

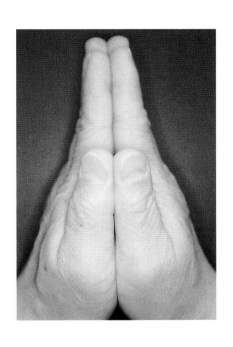